食品の「これ、買うべき？」がわかる本

科学ジャーナリスト
松永和紀

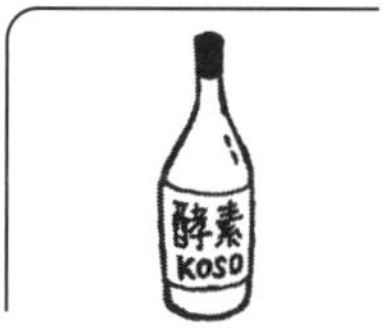

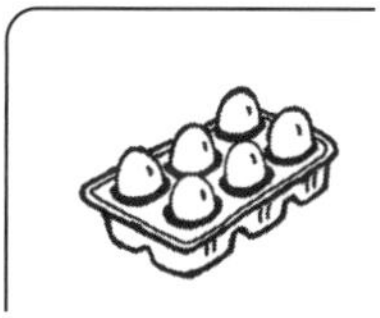

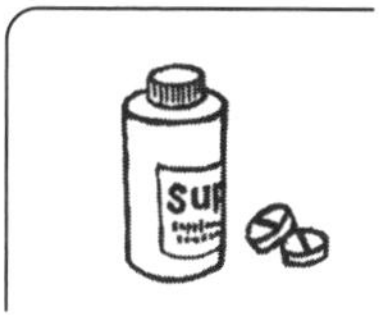

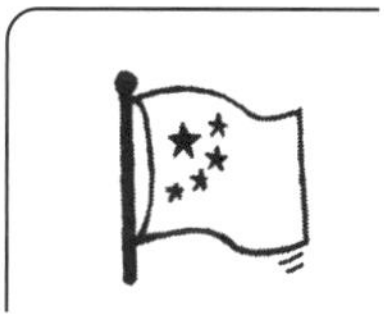

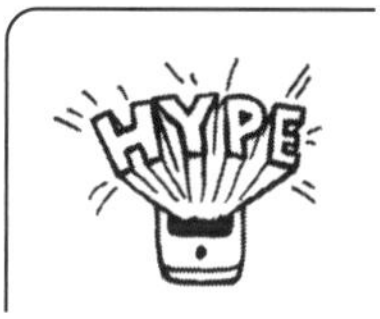

大和書房

はじめに

あえて最初に宣言します。この本は、「よい食品」と「悪い食品」を手っ取り早く分けられる、というたぐいの本ではありません。その食品がよいか悪いかは、食べる人がふだん、どのような食生活を送っているか、健康状態はどうなのか、忙しいのか、年齢は、性別は、運動量は……などにより変わります。誰にでもあてはまる「正解」はほぼ、あり得ません。ほぼ、と書いたのは、「しっかり加熱殺菌して食中毒を防ぎましょう」だけはおそらく、万人に共通する「大正解」だから。なのに、関心が薄く、生の肉による食中毒が頻発している。本末転倒の状況になっているのが今の日本社会です。

私はこの20年あまり、食品の安全性や機能性などについて取材、執筆を重ね、生協での講演などを通しておおぜいの人々の声に耳を傾けてきました。一貫して気になっているのは、世間に氾濫する間違った情報に惑わされている人たちが目立つこと。自然天然がよい、伝統食品だから安全、発酵食品だから健康的、無添加がいい、輸入食品は危ない……。きりがありません。

最近は、ソーシャルメディア（ＳＮＳ）が混乱に拍車をかけ、多くの人が本当に心配し注意すべきことに関心を向けていません。微生物による食中毒被害だけでなく、汚染物質や健康食品への警戒も足りません。一方で、気にする必要がないことを気にする人がなんと多いことか。子育て中のお母さんたちが、「オーガニックの食品を食べさせたいけれど、高価で買えない」「手作りでなければいけないのに、時間がない」などと悩みを語ります。いやいや、そこは注意すべきポイントではありません。

２０２４年3月には、紅麹サプリメントの食中毒事件が発覚しました。紅麹の培養が青かびに汚染され、できた毒性物質が被害を招いた、とみられています。もちろん、製造した事業者に大きな責任がありますが、サプリメント、機能性表示食品であることが、被害を大きくしました。事件の背景には、自然天然だから、発酵だから、伝統だから、機能性表示食品だから安全、という根拠なき思い込みが消費者と事業者の双方にあったのでは、と思えてなりません。

科学的な情報が、多くの人に届いていないのです。国や専門家らは、農薬や食品添加物、栄養成分、機能性などについて細分化した専門的な知識を提供しています。一方で人々は、価格は妥当か、簡単に食べられるか、食品ロス対策、アニマルウェルフェア（動物福祉）などの情報も求めています。これら複雑な情報が整理されないまま氾濫し、普通の人たちは情報の渦に飲み込まれているのが現状。調べるのも難しく面倒で、これらを統合した判断、「買うか、買わないか」「食べるか、食べないか」すらも、確信を持ってできなくなっています。その結果、「テレビで紹介されていた」「インスタグラムで、この添加物は危険と言っていた」というようなわかりやすい情報に飛び付かざるを得なくなっているのではないでしょうか？

そこで本書では、お買い物をし、作ったり食べたりする人目線での、情報の〝交通整理〟を試みました。主な食品ごとに、多くの人が気にしている内容を多角的に提供し、自分に合った「買おうかな？」を楽に考えられるようにしました。第1章から第4章まで、世間に評判のよい食品、悪い食品、普通の食品、サプリメント・健康食品などを具体的に取り上げます。約50の食品から浮かび上がってきた「食品のリテラシー」、つまり、ほかの食品を検討するときにも使える「読み書きそろばん」の考え方は、第5章で解説します。

読者それぞれに、自分や家族に合った食品、食事、健康被害の防ぎ方を考えてほしい。皆さんが、自分なりの「正解」を見出すお手伝いをします。

具体的な食品解説に入る前に、「基本の考え方」二つを説明しましょう。①健康へのプラスの効果、安全性、いずれについても、科学的根拠（エビデンス）に基づいて判断しなければならない、②食品は、多数の化学物質や微生物から構成されており、一つ一つの化学物質や微生物のヒトの体への影響は、それをどれくらい食べるかという「摂取量」によって大きく変わる、という2点です。

①の科学的根拠については、「えらい専門家が言ったから」や体験談ではダメ。学術論文が必

要で、しかも研究の質が問われます。多数の論文を集め突き合わせて、結論が一致してやっと「科学的根拠がある」となるのです（詳しくは、P.２６２で説明します）。

もう一つの②摂取量も重要です。わずかな摂取量では体への影響がない化学物質や微生物であっても、摂る量が増えると著しく危険になり得ます。典型的な事例が食塩。食塩は、成人で１日に１・５ｇは必要。それを少し上回る程度の摂取量であればよいのですが、多くの人が摂り過ぎて高血圧のリスクにさらされています。さらに大量の摂取は死亡事故につながります。精神疾患患者が１日に食塩２００ｇを摂取して死亡した国内事例や、英国で3カ月の赤ちゃんに９ｇの食塩を与えて死なせた事例が報告されています。食塩でさえも、摂取量を誤れば怖いもの、です。

健康への効果も同様です。一時、玉ねぎに糖尿病を抑える効果を持つ物質が含まれていると話題となり、玉ねぎ料理のレシピ本が何冊も出ました。効果が確認された物質の量を人が玉ねぎで摂取しようとすると、１日に玉ねぎを50 kgも食べなければならなかったのに、です。玉ねぎだけでなく、摂取量が無視された〝効く〟レシピや健康食品は、今も多数あります。

本書では、科学的根拠と摂取量、この2項目にとことんこだわって解説します。

松永 和紀

目次

第1章
Part 1
「健康によい食品」は本当によいのか？

第2章 Part 2 サプリメントは本当に効くのか？

第3章
Part 3
「健康に悪い食品」は本当に悪いのか？

第4章 Part 4
一般食品はどう選べばよいのか?

第5章
Part 5

あなたを守るリテラシーを身につける

第 **1** 章

Part 1

「健康によい食品」は本当によいのか？

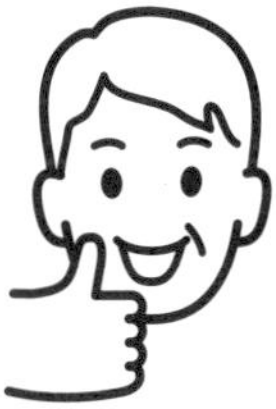

01

オーガニック食品
安全安心だから買う、は間違っている

POINT

◎無農薬とは限らない
◎生物多様性を守り、環境負荷を低減するところに意義がある
◎日本では、農地の0・7％で有機農業が行われている

◯有機農業は「健康によい」から食べるのではない

有機農業で栽培された有機（オーガニック）農産物は、農薬を使わず栽培され安全安心……。そんなセールストークがひんぱんに聞かれますが、実は間違い。有機だからといって**無農薬とは限らず、ほかの農産物に比べて安全だともみなされていません。**

それでは、有機農業の意義はどこにあるのでしょう。私は、「**環境負荷を低減する場合がある**」ということだと考えています。

日本の法律では有機農業を「化学的に合成された肥料及び農薬を使用しないこと並びに遺伝子組換え技術を利用しないことを基本として、農業生産に由来する環境への負荷をできる限り低減した農業生産の方法を用いて行われる農業」と定義しています。

そんな有機農業においても、自然由来の40種類あまりの農薬は使えるため、無農薬とは言い切れません。**そもそも、化学合成農薬が体に悪いという前提も考えなおす必要があります。**農薬取締法などに基づいて健康影響が出ないとされる量が用いられ、残留量もわずかで、科学的に見て健康影響は考えられません。作物は栽培中や収穫後の保管中にかびが増殖し、食品にかびが作る毒性物質（かび毒）が含まれる場合があります。**適切に化学合成農薬を使用したほうが、食品トータルでの安全性は高くなる、と判断する科学者が少なくありません。**

また、遺伝子組換え技術や、殺菌などを目的とした放射線照射も、有機農業では利用を禁じられています。しかし、これらの技術そのものは国際的に安全性を確認され問題なし、と判断され、他の食品では利用されています。

○栄養価については確定していない

栄養価についても研究が行われていますが、有機農産物のほうが栄養価が高い、という論文と、農薬等を用いる「慣行農業」による農産物と変わらない、という論文の両方があり、確定的な判断はできない状態です。

「安全安心のためオーガニック給食を増やそう」という運動もあります。安心したいという感情には寄り添った働きかけですが、科学的には有機農業・有機農産物は食べる場合の安全性とは関係がないのです。では、なんのために有機農業はあるのか？　国際的には、有機農業の「生物多様性や生物、土壌などによる循環系を守る」という理念が重視されています。ただし、生産性の低さを問題視する意見も出ています。化学合成農薬などを用いないので、どうしても単位面積あたりの収量は低くなりがち。有機農業で食料を十分に供給するには農地を増やさざるを得ません。森林開発などを進めるとかえって地球全体の自然環境のバランスを崩すのではないか、と考えられ、学術論文も出ています。

○病害虫の多い日本では急拡大は難しい

ともあれ、有機農業は欧米では拡大しており、世界の農地の約2％で有機農業が行われています（2022年）。日本での取り組み面積は農地全体の0・7％（2022年度）。10年前は0・5％なので、少し増えました。有機JAS認証を受けた生産者が作った農産物の割合は野菜で総生産量の0・39％、米で0・12％（図版1）です。

図版 1　有機JAS認証を受けた農産物の割合(2022年度)

	有機 JAS の割合
野菜	0.39%
果実	0.10%
米	0.12%
麦	0.12%
大豆	0.45%
緑茶(荒茶)	5.88%

JAS

有機JAS認証を受けた農産物や、その加工品は、マークを貼って販売できる

出典:農水省資料

私が気になるのは、有機農家の中に「農薬はこんなに危ないから、有機農業は価値がある」という言い方をする人が少なくない、という現象です。たしかに多くの人が「昔、農薬を散布していたら気分が悪くなった」と体験談を語ります。しかし、化学合成農薬の安全性評価は年々厳しくなっています。昔と今では使われる農薬の種類や量がかなり変わってきているのですが、そうした変化は無視されています。

日本は高温多湿で病害虫の被害を受けやすい国です。稲を襲うウンカが中国大陸から偏西風に乗って飛んでくるなど、地理的条件もよくありません。有機農業は、労働量も多くなりがちで、高齢化が急速に進んでいる日本の農業において急拡大を目指すのは難しいでしょう。

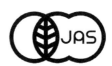

有機農業か慣行農業かという二分法で判断するのは不毛ではないでしょうか。有機農業に適した土地柄、作物では有機農業をして特徴のある農産物として売ればよいし、一方で、化学合成農薬や化学肥料等もうまく利用し、妥当な価格で安定供給を目指す農家もいてよいはず、と私は思います。

有機農業では、その土地に古くからある「在来種」がよく栽培されています。収量が低いものが多く、価格競争が激しい慣行農業ではもうあまり、栽培されません。しかし、万人向けではないが特徴のあるおいしい味を持つ、という在来種も多いものです。そんな味を追い求めて、少々高い有機農産物を買う、というのもよいでしょう。

また、有機農業をする農家の多くは、消費者との直接のつながりを大事にし、産地直送、いわゆる「産直」をアピールして、交流イベントを開催したりします。それも、有機農業の魅力につながっています。

02

発酵食品
健康によいとは限らず、とくに塩分に注意して買う

POINT
◎発酵と腐敗は、どちらも微生物の働き
◎食塩含有量の多い発酵食品がある
◎酵素ドリンクなどニセ科学に注意

○発酵によりおいしい食品に

日本では多彩な発酵食品が食べられています。漬物、納豆、酒、醤油、味噌、塩辛、ヨーグルト、チーズ……。なんとなく健康によさそう、というイメージを持っている人が多いでしょう。これらの食品はいずれも、麹菌や酵母、乳酸菌など微生物の働きにより、さまざまな原材料をおいしい食品にしています。酵母と麹菌は真菌類で、麹菌はかびの一種。乳酸菌は細菌に区分されます。うーん、微生物ってすばらしい！

でもちょっと待って。食品の腐敗、青かび、黄かびの増殖。これらも微生物によるものです。食品微生物学の専門家、藤井建夫さんは「**蒸した大豆に枯草菌を生やして納豆が作られる場合には発酵とよばれるが、煮豆を放っておいて枯草菌が生え、アンモニア臭やネトが生じたときは腐敗と呼ばれる**」と書いています。なるほど。

結局のところ、どちらも微生物の活動。ヒトの役にたつ微生物活動が発酵と呼ばれ、役に立たないものが腐敗と呼ばれています。細菌による食中毒も、恐ろしい微生物の力。「**発酵食品だから健康によい**」は、科学的には根拠がありません。

○アルコールは少量でもリスクに？

発酵食品も当然のことながら、よいところと悪いところを持っています。たとえば、発酵の最高峰とも言える酒。おいしく、気分がよくなり、世界中の人が惹きつけられています。でも、**アルコールは最近の研究では「ごく少量でも健康リスクを上げる」という説が有力になってきています。**国が策定した「アルコール健康障害対策推進基本計画」（第2期）では、「生活習慣病のリスクを高める量（1日あたりの純アルコール摂取量が男性40g以上、女性20g以上）を飲酒している者の割合を男性13・0％、女性6・4％まで減少させる」というのが、重点目標として掲げられています。**純アルコール摂取量20gというのは、アルコール度数5％のビールであ**

れば500㎖、いわゆるストロング缶（アルコール度数9％）は278㎖、日本酒は平均してアルコール度数15％なので167㎖、1合足らずの量に相当します。

◯発酵食品と塩分の悩ましい関係

醤油や味噌もおいしく和食には欠かせない反面、食塩含有量の多さは否めません。これらに含まれる塩分は、「ほかの食塩と違って血圧を上げない」とする主張もありますが、根拠が希薄です。日本の多くの発酵食品は、**大量の食塩を用いて腐敗につながる細菌の増殖を抑え、保存性を上げます。そして、その条件でも生きられる微生物の増殖を促し、原材料のたんぱく質を分解してうま味や風味を作り出す**、という微妙な工程で成り立っています。食塩含有量の多さはメーカーにとって大きな悩みのようで、近年は減塩製品が多数出てきています。

しかし、これもなかなか難しい。2007年、イカの塩辛により患者数が600人にも達する広域食中毒事件が起きました。原因となったイカの塩辛は宮城県で製造されたものでしたが、伝統的な製法で作られる塩分10％以上の高塩分熟成塩辛と異なり、塩分濃度が約4％と低く、食中毒菌の増殖抑制効果を期待できなかったようです。この事件の後、厚生労働省から全国の自治体へ向けて通知が出ました。低塩分塩辛について「製造や流通、販売等において10℃以下で管理し、伝統的な塩辛と異なることを周知徹底するように」という内容です。発酵管理の難しさを示す事件でした。

○「酵素ドリンク」はニセ科学

発酵への期待は、「酵素ドリンク」というニセ科学も生み出しました。発酵によって酵素を作り出し、その酵素を口から摂取すると、体内の酵素を補って代謝を活性化し、痩せる（美容によい）……という説です。しかし、酵素はたんぱく質。**口から補給しても、肉や魚のたんぱく質と同様に消化酵素によりばらばらに分解されてしまいます。**

胃薬の中には消化酵素を含むものがありますが、あれは「消化酵素中に同じ消化酵素を大量に追加すれば、多くは分解されるが一部は酵素として働くだろう」というものです。ドリンクに含まれるわずかな酵素が、そのままなんらかの活性を持って体の中で働くとは考えられません。ところが、多くの人が納得してしまうようです。２０１５年には消費者庁がＳＮＳで、酵素ジュースレシピとして「発酵を進めるために素手で食材をかきまぜる」というやり方を紹介し、指摘を受けて即日削除する騒ぎがありました。今も、料理研究家が酵素を補給できるとして味噌汁を紹介したり、サプリメントメーカーが宣伝したりしています。

発酵に健康効果を過剰に期待すべきではありません。おいしさと栄養を考えて上手に食べましょう。

コラム

ヨーグルトと腸内細菌叢の関係は？

微生物を直接摂取して腸内細菌叢のバランスを変え健康効果をもたらす「プロバイオティクス」の研究が、盛んになっています。ヨーグルトの乳酸菌やビフィズス菌がもっともよい例でしょう。ただし、これも簡単ではないようで、強い酸性である胃酸、強アルカリ性の胆汁などに耐えて生きたまま腸に達するのはごくわずかな菌数だ、とされています。腸内細菌叢には、1000種類の細菌がいて総計で100兆から1000兆の細菌がいる、とされています。一方、ヨーグルトは乳等省令により1㎖あたり乳酸菌又は酵母の数が1000万個以上とされており、通常は1億個以上いるとされています。ヨーグルトを100g食べるとして口に入るのは100億個。すごい数ですが、そのうちの1％が腸まで行き着いたとしても、腸内細菌の10万分の1から100万分の1にしかなりません。腸内細菌叢を変えるのが容易ではないことがおわかりでしょう。

日本では、特定保健用食品として「お腹の調子を整える」などの表示が許可されています。機能性表示食品でも「腸内環境を改善」「お通じを改善」などと表示する製品があります。一方、米国では、ヨーグルトなどプロバイオティクス製品は科学的根拠が弱いとされ、お腹の調子への効果の表示は認められていません。ただし、ヨーグルトは2024年3月、2型糖尿病のリスク低減効果についてのみ、「限定的健康強調表示」が認められました。これは、エビデンスは十分ではないが、そのことも含めて表示して消費者に判断してもらう、という制度です。

最近は、菌が生きて腸に届かなくてもよい、とする考え方も出てきています。「バイオジェニクス」と呼ばれるもので、乳酸菌等が作った化学物質や、菌が死にたんぱく質が分解されてできるペプチドなど、さまざまな機能性を持つ可能性が指摘されています。機能性表示食品としても、死んだ菌を用いて免疫機能の維持をうたう製品が出てきています。また、腸内の細菌に〝えさ〟を与えてよい菌の増殖を促そうという「プレバイオティクス」も研究されています。オリゴ糖や食物繊維などを摂ることにより腸内細菌叢が改善し、健康効果を期待できるというものです。

これらの研究はまだ発展途上で、科学者の間でも見解が分かれています。研究の進展に期待しましょう。ヨーグルトは、好きな人にとっては牛乳と同様にカルシウムの補給にもなり、よい食品です。ただし、砂糖やはちみつなどの入れすぎには注意しましょう。

03

大豆製品
植物性たんぱく質源として、海外でも人気

POINT

◎豆腐、テンペ、大豆ミートなど
◎食物繊維、ビタミンなどが豊富に含まれている
◎大豆イソフラボンが女性ホルモンと似た作用を持つ

○枝豆はedamameに

大豆は今、高品質の植物性たんぱく質源として、海外でも人気がうなぎのぼりです。日本では豆腐や納豆、厚揚げなどでお馴染みですが、欧米の一般的なスーパーマーケットでも、豆腐、インドネシアの大豆発酵食品・テンペなどが並んでいます。肉の代わりに使われる大豆ミートも日常食に。未成熟の大豆をさやごとゆがいて中の豆を食べる「枝豆」は、英語圏の記事などでedamameとしてしばしば登場します。

栄養素を調べてみるとそれも納得。１００ｇあたりのたんぱく質量は、鶏のささみが23・9ｇなのに対して日本で煮豆などに使われる黄大豆は33・8ｇもあります。肉や魚から摂りづらい多数の栄養素も多く含まれています。

いや、肉を１００ｇ食べるのは簡単だけど、大豆１００ｇは煮豆にすると3倍ぐらいの重量になって簡単には食べられない……。それはその通り。それでも、栄養価はなかなかのものです。枝豆とささみを同じ１００ｇで比較すると、たんぱく質含量は、ささみの半分以下ですが、カリウムやカルシウム、鉄、食物繊維などは、ささみを上回ります。**ビールに枝豆というのは、摂りづらい栄養素を上手に補うよい組み合わせです。**

大豆を多く摂っている人たちは、血中のＬＤＬコレステロールレベルが低い、という調査結果は数多く、特定保健用食品としても認められています。ただし、**米国では大豆たんぱく質について、心臓疾患のリスクを下げる、という健康強調表示が認められていましたが、ＬＤＬコレステロールを下げる効果について疑問を持たれ2017年、取り消しが提案されています。**米国の食品の健康強調表示は非常に強い根拠を求められるので、そのレベルには至っていないかも、ということなのです。ヨーロッパでも健康表示は認められていません。

◯サプリメントなどによる摂り過ぎには注意

そのほか、大豆が含むイソフラボンが女性ホルモンのエストロゲンと化学構造が似ており、エストロゲン受容体に結合することから、更年期障害や骨粗鬆症を改善するのではないか、と期待され研究が続いています。ただし、注意も必要です。女性ホルモンに似ていることで有用性が期待できる一方で、ホルモン系は微妙なバランスの上に成り立っていることから、影響が大きすぎて「有害性」が出てくる可能性があります。

大豆イソフラボンによる効果を追求した特定保健用食品（トクホ）として、味噌とサプリメントが申請されたときには、食品安全委員会がリスク評価を行ってたいへんな議論となりました。20回近い会議が重ねられた結果、２００６年に「ふだんの食生活における大豆摂取に加えて、トクホとして摂る際の上限量」が示されました。

トクホとしては１日に大豆イソフラボン30㎎まで。食生活と合わせた摂取量の上限は１日に70～75㎎です（図版2）。妊婦、胎児、乳幼児、小児については、日常的な食生活における制限はありませんが、トクホとしての上乗せ摂取は推奨されません。

図版 2 大豆イソフラボン上限量は1日に70mg程度

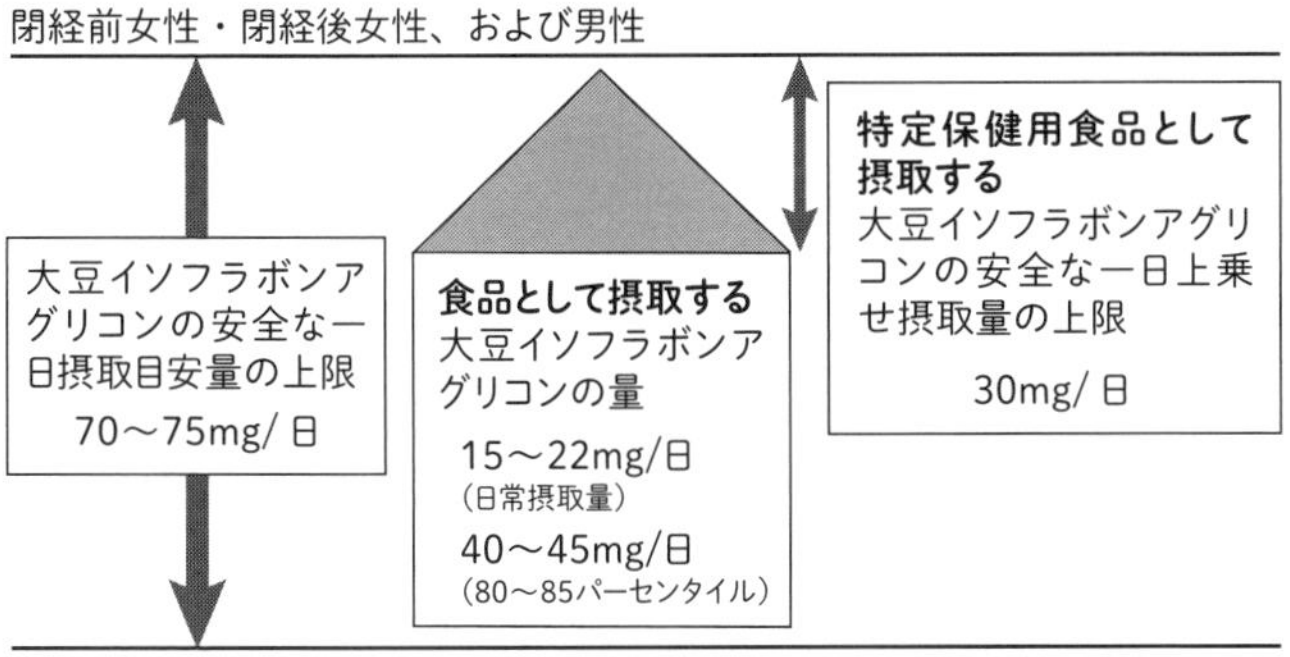

大豆イソフラボンは、食品中では糖が結合した「大豆イソフラボン配糖体」として存在していることが多く、体内で代謝により糖との結合が切れ「大豆イソフラボンアグリコン」という形になる

出典：内閣府食品安全委員会資料

この結果、**味噌はイソフラボン摂取量が多いうえ、妊婦や小児が知らずに食べるおそれがある、と判断されトクホにはなりませんでした。**現在は、サプリメントと大豆芽のお茶がトクホとして販売されています。また、機能性表示食品としてもイソフラボンを機能性関与成分とする製品が多数あります。それぞれ、妊娠・授乳中の人や乳幼児、小児に対して、「ご利用はお控えください」「過剰に上乗せして摂取することは推奨されていません」などの注意表示をしています。

大豆イソフラボン自体は、豆腐での含有量が100gあたり平均20mg、納豆で74mg、豆乳25mg程度。したがって、**日常的な食事で食品安全委員会が判断した上限量を超えることは少ないでしょう。たまに超える日があったとしても、毎日でなければ問題は生じません。**

大豆イソフラボンの研究はさらに進んでいます。新たに注目されているのはエクオールという物質です。腸内にいる菌により大豆イソフラボンの一部が代謝され、エクオールという物質になります。この物質がエストロゲン受容体に結合することで、健康効果につながっているのではないか、という説も出てきたのです。

エクオールの体内での生成は腸内細菌叢による個人差が非常に大きく、日本人の30～50％しかエクオールを作れない、と見られています。サプリメントメーカーの中にはさっそく、エクオールを販売しているところがありますが、**まだ科学的根拠が十分とは言い難く、私はサプリメントとしての追加摂取には懐疑的です。**

04

オリーブオイル
日本人への健康効果は未知数

POINT

◎なたね油やごま油も、健康によい多価不飽和脂肪酸を多く含む
◎味や香りなど好みで購入すればよいが、摂り過ぎにはご用心
◎開封後は3カ月以内に食べてしまおう

◯重要なのは脂肪酸の種類

地中海沿岸地域の食事は健康によく、とくにオリーブオイルがその秘密、とよく語られます。ポリフェノールが含まれ、色や香りがよく、わずかに苦味や辛味も感じさせるおいしい油です。では、オリーブオイルはなぜ健康によい、とされるのか？　ポリフェノールが注目されがちですが、実際にはごく少量しか含まれていません。重要なのは脂肪酸の組成。脂質は脂肪酸からできており、脂肪酸は主に飽和脂肪酸、一価不飽和脂肪酸、多価不飽和脂肪酸という3つの

図版3 **3種類の脂肪酸**

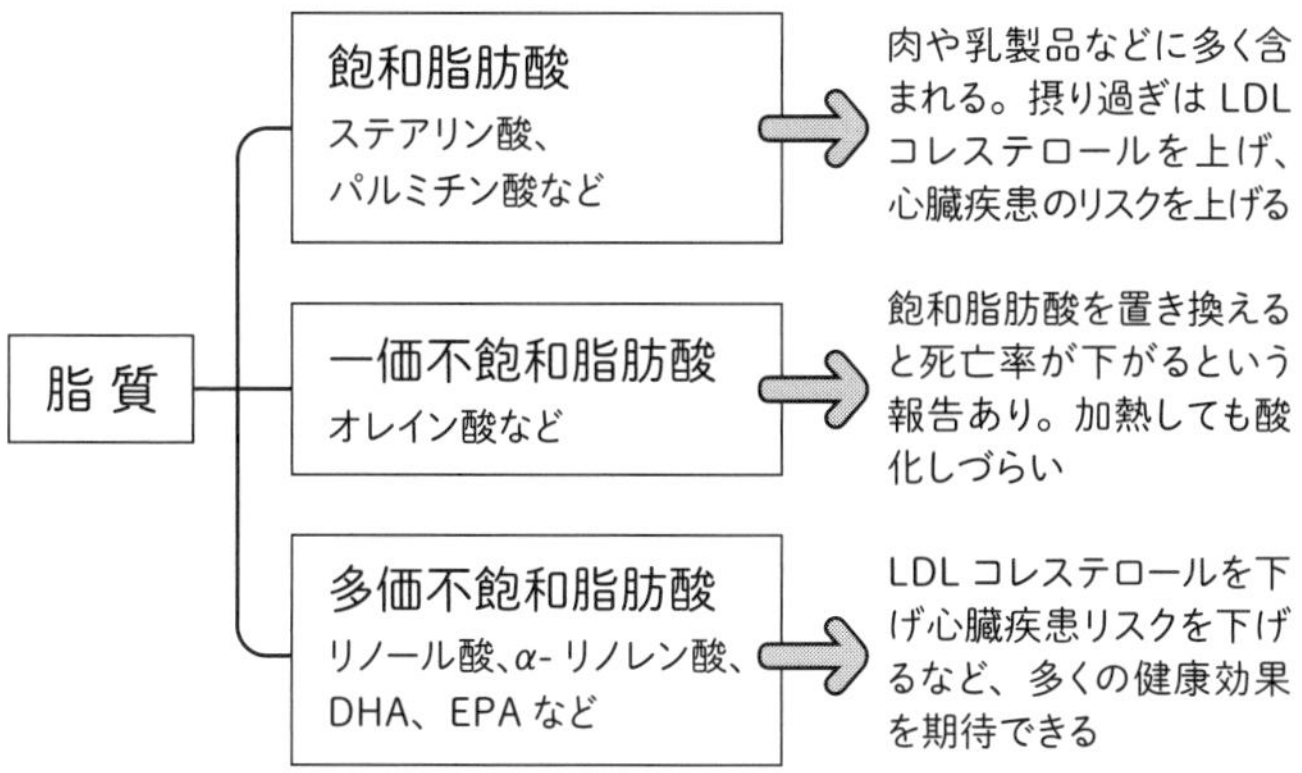

種類に分かれます（図版3）。**飽和脂肪酸は肉や乳の脂肪に多く、一定量は必要ですが、多く摂り過ぎるとLDL（悪玉）コレステロールを上げ、心臓疾患にもつながります。**

バターは飽和脂肪酸が5割以上を占めています。一方、オリーブオイルは一価不飽和脂肪酸であるオレイン酸が7割以上。欧米人は肉や乳製品から飽和脂肪酸を多く摂りがちなので、それに比べて魚介類を多く食べオリーブオイルを多用する地中海食がよい、とする研究結果が多数あるのです。

では、日本人もオリーブオイルを食生活にふんだんに取り入れたらよいの？

いえ、そう単純な話ではなさそう。日本人が好むなたね油（キャノーラ油）と脂肪酸含有割合を比較してみると、なたね油のほうが飽和脂肪

図版 4　油脂類100g中に含まれる脂肪酸量

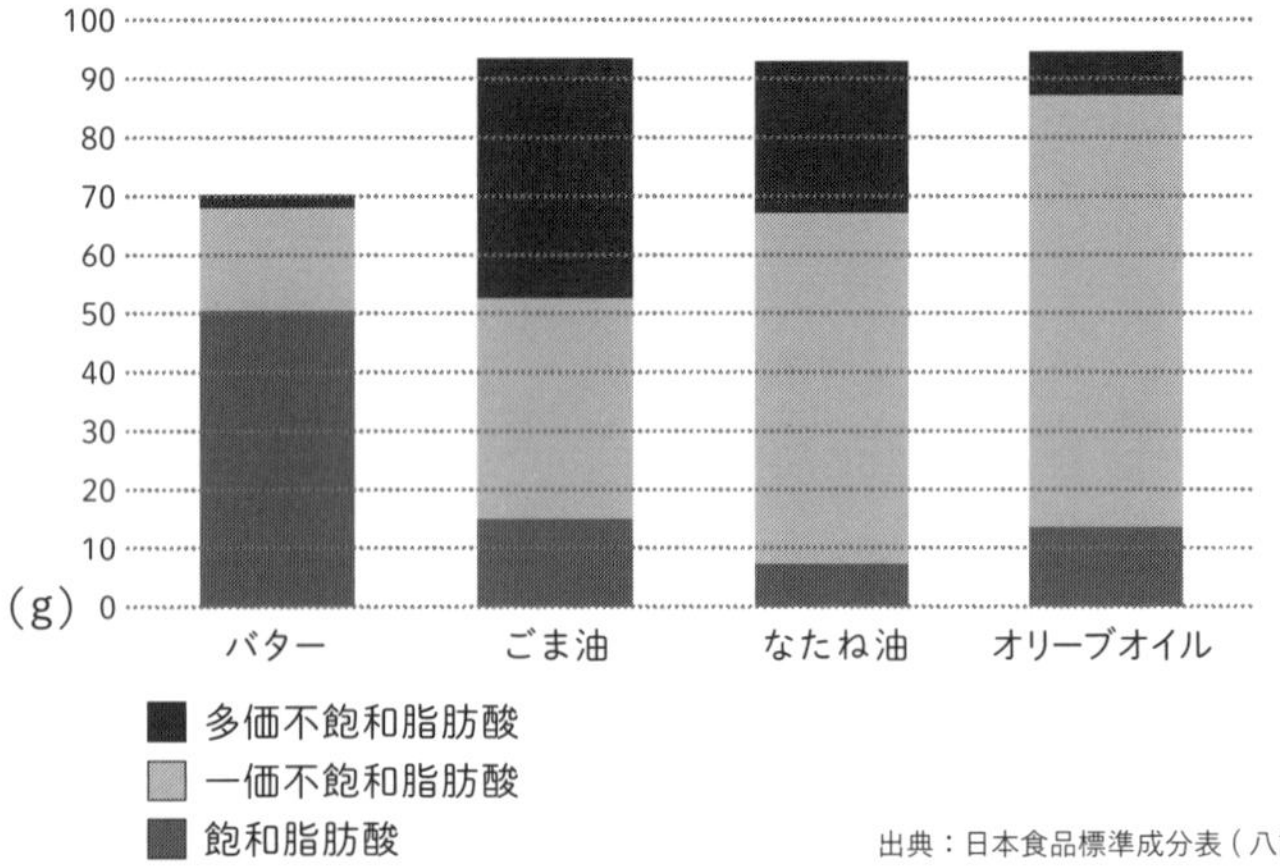

出典：日本食品標準成分表（八訂

酸が少なく健康によい多価不飽和脂肪酸が多く、一価不飽和脂肪酸も6割強、含みます。なたね油も十分に優秀。ごま油もよい油です（図版4）。

結局、日本人も肉や乳製品からの飽和脂肪酸摂取に注意する必要はあっても、**揚げたり炒めたりドレッシングにしたり、という油を、オリーブオイルに置き換える意義は大きくなさそうです。**

なお、最近世界的に消費が増えているパーム油は、植物油でイメージがよいのですが、実際には飽和脂肪酸が非常に多い、という特徴があります。

◯開封すると劣化が始まる

オリーブオイルやなたね油は、動物性脂肪、パーム油に比べれば健康によいのですが、油ですからエネルギー量が高いのは気になります。油1gは9kcal、たんぱく質1g4kcal、炭水化物1g4kcal。エネルギーの摂り過ぎは肥満や生活習慣病リスクの上昇につながります。

また、油の劣化には要注意。油は腐敗はしませんが、光や高温、空気などにより劣化します。風味が落ち、大量に食べると胸焼けなどの不快感につながります。油は開封すると空気に触れ酸素により劣化が始まるので、メーカーは、開封後は1~2カ月で食べ切るのが望ましいとしています。

さて、あなたの家のオリーブオイル、開封してからどれくらい経っていますか? オリーブオイルは劣化に強いオレイン酸が多いのでほかの油よりは日持ちしますが、風味は失われてしまいます。開封後は長くても3カ月で消費を、としているメーカーが多いようです。健康によくて安いから、と大きなオリーブオイルを購入して、台所の隅に置いて時々使う。家庭のよくある光景ですが、やめましょう。

05

ハーブティー

カフェインフリーだが、問題もある

POINT

◎コーヒーやお茶のようなカフェインは含まれない
◎ハーブの種類や製品によっては、天然毒素や重金属の懸念がある
◎病気を治す効果はなく、美容やデトックス効果もはっきりしない

○妊婦でも、コーヒーやお茶を飲んでよい

若い女性に人気のハーブティー。カフェインが入っていない、という理由で妊娠をきっかけに飲み始める人も多いようです。

たしかに、カフェインの摂り過ぎはよくありません。妊娠中のお母さんが飲むと胎児の発育を阻害する場合があり、カフェインへの感受性は個人差が大きいため注意が必要。とはいえ、欧州食品安全機関（ＥＦＳＡ）は妊婦について「**1日のカフェイン摂取量が200㎎以下であ**

れば、胎児に健康リスクはなく、授乳中も1日200mg以下であれば問題ない」としています。カフェイン200mgというのは、コーヒーであればマグカップ1・5杯分ぐらい。紅茶はもう少しカフェインが少なく、ティーカップであれば4杯ぐらい飲めます。緑茶では、玉露がもっともカフェイン含量が高く、100ml強でカフェイン200mgぐらいになります。

○植物の天然毒素を含む製品がある

この程度は飲めるわけですから、妊婦や授乳中の人も、完全なコーヒー断ち、お茶断ちをする必要はありません。こんな話を書いたのは実は、お茶の代わりのハーブティーに懸念があるから。植物が持つ毒性物質であるピロリジジンアルカロイドが含まれている製品があるのです。ピロリジジンアルカロイドは、キク科やマメ科など約6000種類の植物が持つ天然毒素です。肝障害の原因となるものや、動物試験では発がん性があるものも報告されています。

今、ヒトが摂っている野菜や果物、飲み物などは、ピロリジジンアルカロイドが少ないものが選ばれ品種改良されたり、アク抜きによって毒性物質を除去する加工法が編み出されたりして、安全に食べられるようになっています。一方、ハーブティーの中には、これまでそれほど飲まれておらず、よく調べられていないものがあります。

また、栽培時の管理が悪く、鉛やカドミウム、アルミニウムなどの重金属濃度が高い製品も見つかっています。

○美容成分の含有量も、ごくわずか

欧米では、病気の民間療法としてハーブティーが飲まれてきた経緯もあるので、研究調査が手厚く行われています。病気を治す効果はなく、美容によいとされる成分も、お茶なのですから含有量はごく微量。ピロリジジンアルカロイドや重金属などのリスクがしばしば報告されています。日本では、こうした問題点がほとんど取り上げられず、女性誌で美容効果やノンカフェインばかりがうたわれるなど、情報にかなりのバイアスがあります。

総合的に考えると、手放しでハーブティーをお勧めできる状況にはありません。コーヒーやお茶も飲みながら、ハーブティーも楽しむ、ぐらいがよいでしょう。**生のミントやレモングラスなど、食品としても長く親しまれてきたハーブのお茶であれば、安心です。**

06

ベジタリアン・ヴィーガン
成人が自己責任で選ぶべき食生活

POINT

◎欧米では心臓疾患や肥満などのリスクを下げる、という研究報告もある
◎ビタミンB_{12}やカルシウムが不足しがちで、サプリメントなどによる補給も必要
◎子どもには有害な場合もある

○動物の命を守り環境負荷を下げる

ベジタリアンは、欧米では少しずつ増えてきています。肉や魚などを食べず、フルーツや野菜、精白していない穀物（全粒粉や玄米など）、ナッツ、豆など、植物性食品を中心にした食生活を送っています。

ベジタリアンには食べる食品の種類によりさまざまなタイプがあり（図版5）、肉や魚、乳や卵など動物性食品をいっさい食べない食生活は、ヴィーガンと呼ばれています。

図版 5 ベジタリアンの種類

ラクトベジタリアン	乳製品を食べるが、それ以外の動物性食品を食べない
オボベジタリアン	卵を食べるが、それ以外の動物性食品を食べない
ラクトオボベジタリアン	乳製品と卵を食べるが、それ以外の動物性食品を食べない
ペスカタリアン	肉や乳製品、卵を食べないが魚は食べる
ヴィーガン	肉や魚、乳や卵など動物性食品を一切食べない
フレキシトリアン	基本的に植物性食品を食べているが、動物性食品も時々食べる

出典：米国メイヨークリニックウェブサイト

欧米では、家畜や魚など生物の命を搾取したくない、という理由でベジタリアンになる人が多いといいます。また、畜産は作物を家畜に与えて肉や乳製品などに変えているため作物が多く必要です。畜産廃棄物やメタンガスの排出量も多く環境負荷が高い、とされます。こうした面からも植物性食品が注目され、ベジタリアンへの関心が高まっているようです。

植物性食品をバランスよく食べることにより、心臓疾患や糖尿病、いくつかのがんのリスクを下げられる、とする学術論文も出ています。肉などを大量に食べて肥満が多く、飽和脂肪酸の大量摂取などにより心臓疾患のリスクの高い欧米社会では、健康効果につながる人が少なくないでしょう。

○子どもが栄養失調になる事件も

一方で、ベジタリアンではどうしても不足しがちな栄養素があります。たとえば、ビタミンB_{12}は赤血球を体内で作るのに必要で、不足すると貧血になりやすい栄養素です。魚介類や肉などに多く含まれ、ヴィーガンの人は足りなくなりがち。ただし、葉酸を多く摂っていると軽減されます。メイヨー・クリニックはヴィーガンの人に対して「**ビタミンのサプリメントや、ビタミン強化されたシリアル、葉酸強化された大豆製品を摂ることが重要**」と勧めています。

カルシウムも強い骨を維持するのに重要。牛乳が主要な摂取源であるため、牛乳や乳製品を摂らない人はケールやブロッコリーなどカルシウムが比較的多い野菜を摂る必要があります。強化食品、さらにはカルシウムが比較的多い大豆製品の摂取も勧められます。ビタミンDも骨の健康維持に重要ですが、魚に多いため、魚を食べないタイプのベジタリアンには強化製品やサプリメントが勧められますし、日光に当たることで体内でも生成されます。

○人間は歴史上、雑食で生きてきた

長い歴史の中で雑食の生活を送ってきたヒトという種にとって、植物性食品ばかりの食生活は容易ではなく、日本でもし実行するのであればサプリメントや強化食品も必要でしょう。欧米では、子が親からヴィーガン生活を強いられ、栄養失調になり死亡したり、途中で救出されて親が逮捕されたり、という事件も起きています。

日本の一般的な食生活の人とベジタリアンを比較した研究は非常に少なく、日本人におけるベジタリアン生活の効果は不明です。**ヴィーガンのように極端な食生活は、子どもや妊婦などには勧められず、成人が自己責任で選ぶべき食生活のスタイルです。**関心のある人は、自分の体調と相談し、ときには検査などもしながら取り組むのがよいでしょう。

07

玄米
食物繊維が豊富だが問題もあり、好きなら購入を

POINT
◎胚芽、糠がついているので、栄養素が豊富
◎玄米に多い食物繊維は、死亡率を下げるなど健康効果が明白
◎発がん性がある無機ヒ素も多く含んでいる

◯ご飯1杯で食物繊維2g強を摂れる

玄米は、スーパーマーケットや生協などでも普通に買えるようになりました。稲から収穫したコメの籾殻だけを取り除いたのが玄米。これを精白して胚芽や糠を取ってしまったものが白米です。胚芽や糠には栄養がいっぱいで、玄米だとさまざまな栄養素を摂取できます（図版6）。とくに重要なのは食物繊維。玄米は、質のよい食物繊維をごはん100gあたり1・4gも含みます。白米の4・7倍です。たいした量に見えないかもしれませんが、**1日にご飯茶碗で白米**

図版 6 玄米と白米の主な栄養素の比較

	玄米／白米
カリウム	3.3倍
マグネシウム	7倍
鉄	6倍
ビタミンB1	8倍
ビタミンB6	11倍
ナイアシン当量	4.5倍
葉酸	3.3倍
食物繊維	4.7倍

※ご飯100gあたり。食物繊維は、プロスキー変法による総量

出典：日本食品標準成分表（八訂）

3杯を食べるのを全量玄米に切り替えれば、食物繊維の摂取量は5gも増えます。

食物繊維は、多く摂ればさまざまな生活習慣病の発症率や死亡率が下がることが研究により明白で、スーパー栄養素とも言えるものです。日本人の食事摂取基準2025年版では、食物繊維の目標量は18歳以上の男性で20〜22g以上、女性18g以上。ところが、実際には多くの人が12g程度しか摂れておらず、不足しています。ご飯を白米から玄米に替えるだけで、摂取量がぐんと増えるのですから、玄米は「健康によい」と言ってよいでしょう。

○消化に悪いという意見も

ところが残念なことに、よい話だけではあり

ません。稲は、土壌にある重金属であるカドミウムや無機ヒ素を吸収しコメに蓄積します。カドミウムは、胚芽や糠と白米である胚乳部の含有量が同じぐらいなので、玄米と白米で含有量に大きな差はありません。ところが、**無機ヒ素は胚芽や糠の部分に多く、農林水産省の調査によれば、玄米は白米の1・5倍程度の無機ヒ素を含んでいます。**無機ヒ素は発がん性があるとされ、なるべくなら摂らない方がよい物質です。**海外の国の中には「幼児には、コメは食べさせない方がよい」と助言しているところもあるほどです。**

日本ではコメは主食。そして、無機ヒ素は海藻のひじきにも多く含まれるため、日本人の無機ヒ素摂取量は多めです。食品安全委員会は無機ヒ素の安全性を評価し、**「現状では子どもも含め、健康影響は認められない」**としながらも、多く摂っている人への懸念は否定していません。こうした状況で、白米を玄米に切り替えれば、無機ヒ素摂取量は間違いなくかなり増加するはずで、リスクを懸念する人もいます。

玄米を摂ることによる食物繊維という便益（ベネフィット）の増大と、無機ヒ素のリスク増大の可能性の間でどうバランスを摂ったらよいものか？　この部分の見解は、科学者によって意見が分かれ、まとまっていません。

○食べるかどうか、「好き嫌い」で決めた場合は…

もう一つ、玄米は、「消化に悪い」という意見もあります。実際に、高齢者が健康によいからと玄米食に切り替えたものの、腹痛や下痢に悩まされている、という話を医師や管理栄養士から聞くことがあります。食物繊維を十分に消化しきれないわけで、無視できない問題です。

さて、あなたはどう判断するでしょうか？　我が家は「好き嫌い」で決めてしまいました。夫と娘は「玄米だったら食べません」という白米好き。私は、時々なら玄米もよい派。多数決で、我が家で炊くのは白米になりました。その代わり、野菜や全粒粉パンなどほかの食品で積極的に食物繊維を摂るように心がけています。

08

完全食品
栄養がパーフェクトとは言えない

POINT
◎食事摂取基準の栄養素すべてを、手軽にバランスよく摂れる
◎野菜などに含まれる多様な抗酸化物質は、摂る量や種類が減る
◎早食いや噛む動作の減少などに注意が必要

○パンや冷凍食品など種類豊富

だれもが忙しい昨今、「完全栄養食」とか「完全メシ」などと呼ばれる食品が注目されています。何が完全か、というと、公的機関が策定した「食事摂取基準」に基づき、すべての栄養素がバランスよく含まれ、もれなく摂れる、という意味で使われています。製品によっては、1日に必要な栄養素の1／3を摂れる、とするものもあります。

パン、冷凍食品、湯を注いで作るインスタント食品など、さまざまな製品があります。手間

のかかる調理が要らず簡単に栄養を摂れるのですから、とても便利。高価ではありますが、人気があるのもうなずけます。

でも、完全とは言い難い、と私は思います。日本人の食事摂取基準で設定されている栄養素は33種類。でも、私たちは食事の中で、これ以外の栄養素も摂っているのです。

○抗酸化物質が減少？

たとえば、ベリー類に多いとされるアントシアニンや大豆に含まれるイソフラボン、緑茶のカテキンなどの抗酸化物質は、先ほどの33種類には入っていませんが、動脈硬化・がん・老化・免疫機能の低下を緩和するとされています。

抗酸化物質を単独でサプリメントとして摂取するやり方は、人でがんや脳出血のリスクを上げるという報告があるほか、多数の病気予防や認知機能の低下防止にも効果がない、という調査報告が目立ちます。一方、多種類の穀物や野菜等を食べ多様な抗酸化物質を少しずつ摂ることの健康効果は、多数の研究で実証されています。完全食ではどうしても原材料が限られますし、加工工程でも抗酸化物質は減ってゆきます。添加されていても、種類は少ないのです。

また、完全食が手軽さ、簡便さを追求する以上、食べる時間も短くなりがち。食べるのが早いほど肥満度が高くなる、という関係がわかっています。血糖値も急上昇し、血管がダメージを受けます。

完全食は食べやすく加工されているので、野菜などを食べる時の「しっかり噛む」という動作も少なくなります。実はこれも健康に影響してきます。80歳になっても自分の歯を20本以上保とうという運動を展開する８０２０推進財団によれば、噛むことで唾液が分泌され口内を浄化し虫歯や歯周病を防げるとしています。また食べ過ぎも防ぎ、高齢者では口の開閉運動にもつながるとのこと。

完全食の手軽さの陰で、こうした「普通に調理しさまざまな食品を食べること」の価値が一部失われることに注意が必要です。

09

プロテイン

手軽で便利にたんぱく質をとれる

POINT

◎牛乳に比べ、脂質が少なくビタミン類が多い
◎たんぱく質摂取が不足すると、高齢者はフレイルやサルコペニアにもつながる
◎食事では不足する際に、補給の一手としての利用を

◯牛乳や大豆などのたんぱく質から作られている

プロテインというのは英語でたんぱく質のこと。肉や魚、大豆製品などにも豊富に含まれていますが、日本では現在は、粉状で水などに溶かして飲む製品をプロテインと呼ぶ人が多いようです。液状の製品もあります。

原材料として、牛乳から作られるホエイプロテインやカゼインプロテイン、大豆由来のソイプロテインが主に用いられ、ビタミン類を添加した製品が多数販売されています。

図版7　牛乳とプロテイン製品を比べてみると…

	牛乳(250g)	プロテイン製品（1食分28g。水250mlに溶かす）
エネルギー	152.5kcal	108kcal
たんぱく質	8.25g	20.0g
脂質	9.5g	1.7g
炭水化物	12g	3.1g
食塩相当量	0.25g	0.31～0.80g
ナイアシン	0.25mg	4.5～13.9mg
ビタミンB1	0.1mg	0.67mg
ビタミンB2	0.375mg	0.76mg
ビタミンB6	0.075mg	0.56mg
ビタミンC	2.5mg	43mg
ビタミンD	0.75μg	12.1μg

出典：日本食品標準成分表2020年版（八訂）など

有名な粉末状のブランド製品と牛乳の栄養成分を比較してみました（図版7）。プロテインはたんぱく質やビタミン類が多くエネルギーや脂質は少なく、甘味料や香料により飲みやすくなっています。朝食や昼食の代わりとして、あるいは、トレーニングの合間に飲まれています。

たんぱく質は、体の構成成分の一つであり、酵素やホルモンとして代謝を調節したり、血液中の物質輸送にも関与したりします。20種類のアミノ酸がつながってできており、食べるとアミノ酸に分解されますが、一つ一つのアミノ酸も多様な働きを持っています。たんぱく質は、非常に重要な栄養素なので、不足すると高齢者ではフレイル（虚弱）やサルコペニア（筋肉量や筋力の低下）につながる可能性があります。

一方、たんぱく質も過剰に取りすぎると有害になると考えられています。**もっとも懸念されるのは腎臓への負担です。**こうしたことから、日本人の食事摂取基準2025年版では、たんぱく質摂取の「推奨量」を64歳までの成人男性で65g、65歳以上60g、成人女性は50gとしています。生活習慣病などの予防を目的とする「目標量」は、49歳までの男女共に総摂取エネルギー量の13〜20%、50〜64歳14〜20%、65歳以上15〜20%です。たとえば40歳で体重55kg、普通の生活をして1日に2100kcalを摂取している女性であれば、たんぱく質を68g〜105g摂るのが目標です。日本人の食事摂取基準2025年版は、高齢者では、1日につき体重1kgあたり1・2g以上を摂取するほうがフレイルとサルコペニア発症を予防できる可能性がある、とも記述しています。

○肉や魚、卵や豆腐などにも豊富に含まれている

たんぱく質は、鶏むね肉100gに19・5g、木綿豆腐100gに7・0g含まれています。卵はLサイズ1個60gほどの重量ですが、たんぱく質は7・3gです。たんぱく質を目標量摂取するには朝、昼、晩、さまざまな食品を摂る必要があります（図版8）。

食品を買ったり調理したり、という手間を考えると、スプーンでプロテインをすくってシェイカーに入れ水も投入してシャカシャカ、という手軽さにひかれる気持ちもわかります。

図版8 さまざまな食品の1食分あたりのたんぱく質含有量(推定)

ごはん(大ぶり茶碗1杯、174g)	4.3g
角形食パン(6枚切り1枚、65g)	5.7g
もりそば(1食、180g)	8.6g
カップラーメン(1個)	10.6g
マグロの刺身(6切れ、87g)	21g
焼きサバ(半身、82g)	17.9g
カラフトシシャモ(3匹、51g)	9.4g
カットステーキ(104g)	26.1g
唐揚げ(34g×4個)	24g
豚カツ(152g)	33.5g
絹ごし豆腐(150g)	8.0g
納豆(40g)	6.6g
卵1個(60g)	7.3g

「食べ物重量早わかり」(篠崎奈々、村上健太郎著、女子栄養大学出版部)を参考に1食分を算出し、日本食品標準成分表(八訂)より計算、推定した。40代女性であれば推奨量は1日50g

ただし、これも完全食と同様に、簡単に摂れるがゆえの問題点があります。たとえば木綿豆腐であれば摂れる食物繊維が、プロテイン製品にはたいてい含まれていません。噛む動作も必要ありません。バランスのよい食事を心がけながら、プロテインも補給の一手として、栄養表示もチェックしながら上手に利用するべきでしょう。

10

ナッツ類
毎日少しずつ食べれば、健康によい

POINT
◎適量であれば健康効果は明らか
◎アレルギーの人が増えているので、異常を感じたらすぐに食べるのをやめて病院へ
◎5歳以下の子どもは窒息のリスクが高いので食べさせない

○心臓疾患リスクを下げる

ナッツが健康によい、と最近よく聞きます。米国で行われた大規模研究で、週に140g以上のナッツを食べている人は、心臓疾患のリスクが35〜50%も低いことがわかりました。ほかの研究でもナッツの健康効果は明らか。そのため、欧米では「間食は、甘いお菓子でなくナッツを」と盛んに言われ、それが日本にも伝わってブームになったようです。店頭には、アーモンドやヘーゼルナッツ、くるみ、カシューナッツ、マカダミアナッツなどさまざまな種類がな

らんでいます。

○アレルギー、窒息に注意

これらは、食物繊維が豊富で高たんぱく質、ビタミン類やミネラル類も比較的豊富、かつ抗酸化物質を含む……などの特徴があります。脂質が豊富でカロリーは高めですが、健康によい不飽和脂肪酸が中心。ほどほどの量を食べるのであれば、悪玉と言われるLDLコレステロールを下げることにもつながる、とされています。

栄養素の含有量はナッツの種類により少しずつ異なりますので、**多種類のナッツ、しかも無塩のものを、1日に手のひらのくぼみに乗る程度の量食べるのがよい**、とされています。日本人の不足しがちな栄養素を含むので、適度に取り入れたい食品です。

ただし、注意点もあります。ナッツによりアレルギー反応を起こす人がけっこう多いのです。

日本ではナッツブームにより大勢の人がナッツを食べるようになり、急激にアレルギー患者が増えました。以前は、乳、卵、小麦がアレルギーを発症する三大食品とされていましたが、現在は小麦より木の実類のほうが発症人数が多く、ピーナッツと合わせると、牛乳より多いほどです。しかも、ピーナッツは重症になりやすい、という特徴があります。異常を感じたらすぐに食べるのをやめて病院へ行きましょう。

もう一つの注意点は、子どもの窒息防止です。一時、こんにゃくゼリーによる窒息事故が話題となりましたが、よくよく調べてみると、飴玉やピーナッツ、豆まきに使う炒り大豆、ミニトマト、ぶどうなどさまざまな食品で子どもの窒息が起きていることがわかってきました。消費者庁は、豆やナッツ類など硬い食品は、5歳以下の子どもには食べさせないように、と呼びかけています。

コラム

加工食品にはアレルギー表示がある

食物アレルギーは、タンパク質など本来は体に害を与えない食べ物を、体が異物として認識し、免疫系が過敏に働いてしまう現象です。アレルギーの原因となる物質を、アレルゲンと呼びます。他の人にはなんの害もない食品が、一部の患者にとっては有害で、かゆみや唇の腫れ、嘔吐などを引き起こし、時には死亡事故にも至ります。

患者は、アレルゲンを食べないようにすることが大事。外見からは原材料などを判断できない加工食品については、容器包装でアレルギー表示をしっかりすることが求められています。現在、表示を義務付けられている原材料はえび、かに、くるみ、小麦、そば、卵、乳、落花生という8品目。そのほか、いくらやカシューナッツ、キウイフルーツなど20品目も表示を推奨されています。

図版 9　加工食品のアレルギー表示

区分		対象品目	理由
特定原材料（8品目）	表示義務	えび、かに、くるみ、小麦、そば、卵、乳、落花生（ピーナッツ）	症例数や重い症状を示す人が多く、表示する必要性が高いもの
特定原材料に準ずるもの（20品目）	表示推奨	アーモンド、あわび、いか、いくら、オレンジ、カシューナッツ、マカダミアナッツ、キウイフルーツ、牛肉、ごま、さけ、さば、大豆、鶏肉、バナナ、豚肉、もも、やまいも、りんご、ゼラチン	症例数や重い症状を示す人が継続して相当数みられるが、特定原材料に比べると少ないもの

11

グルテンフリー食品
セリアック病の人以外は不必要

POINT

◎遺伝でグルテンを消化できない「セリアック病」は、日本人には少ない
◎それ以外の人では、グルテンの悪影響は確認されていない
◎パンのパリッとした焼き上がりはグルテンのおかげ

◯欧米人の約1%は、遺伝的にグルテンを消化できない

小麦に含まれるグルテンが体に悪いので、小麦は食べないように……。そんな「グルテンフリーの食生活」が一時、流行しました。テニスプレーヤーのノバク・ジョコビッチが実践し体調が著しく改善し、大きな大会で次々に優勝したとされ、世界的に関心を集めました。

グルテンは、小麦粉に水を入れてこねるとできる高分子のタンパク質。パンは、グルテンの中で二酸化炭素が発生しふっくらと膨らみパリッと焼き上がります。グルテンこそが小麦粉で

作るパンのおいしさの素、です。そんなグルテンが、体調悪化の元凶でありグルテンフリーにすべきだ、と言われたのですから、インパクトのある情報でした。

◯日本人は、うどんや麩をよく食べてきた

医学的には、たしかに遺伝によりグルテンが原因で小腸に慢性的な炎症が起きてしまう「セリアック病」になる人がいます。免疫性の疾患ですが、小麦アレルギーとは異なる発症メカニズム。欧米では、この遺伝的性質を持つ人が人口の約1％いる、とされています。しかし、それ以外の人は、グルテンにより悪影響を受ける、というエビデンスはありません。

一方、**日本人をはじめとするアジア人は、セリアック病患者の割合が欧米よりうんと低いとされています。**

小麦粉というとパンを思い出す人が多いのですが、小麦粉からうどんやそうめんなどの麺類も作られ、日本人はよく食べてきました。そばにも多くの場合、小麦粉がつなぎとして混ぜられています。まんじゅうも小麦粉製。実は日本人は昔から、小麦粉をよく食べてきたのです。

しかも、全国各地にある乾燥麩や京都、金沢などで作られる生麩は、グルテンのかたまりです。小麦を水でよく練ってグルテンを作り、水でグルテン以外のものを洗い流して作ります。日本

人は、グルテンに馴染んできた歴史があります。

グルテンによる悪影響の説明としてよく「リーキーガット症候群」という言葉が語られますが、学術的には仮説に過ぎず実証されていません。**グルテンフリー食品は、セリアック病の人には必要ですが、ほかの大多数の人には影響がないものです。**

12

POINT

しじみ
健康効果ははっきりしないが、栄養は豊富

◎しじみが多く含むアミノ酸の一種、オルニチンが注目されている
◎肝臓の働きを助け二日酔いに効く、というエビデンスは不確か
◎睡眠の質を上げるとされる機能性表示食品があるが、しじみ汁では効果は出ない

○「二日酔いに効く」とする論文はわずか

しじみは疲労を改善するとか、二日酔いにしじみ汁が効くなどと言われます。効果のもととされるのはアミノ酸の一種オルニチン。ほかのアミノ酸のようにたんぱく質を構成するアミノ酸ではなく、肝臓でアンモニアが代謝される際にできる物質です。そのため、外から補給することにより、肝臓の働きを助けることが期待されています。

しかし、**国際的に通用する学術論文を集めたデータベースで検索すると、オルニチンの二日酔いへの効果を確認した論文は一つしかありませんでした。日本人研究者によるものでオルニチン400mgを摂取する試験。被験者が少ないごく小規模な試験で、ほかの研究者による追試結果も論文化されておらず、**エビデンスの信頼度は低い、と言わざるを得ません。

一方、オルニチン400mgを毎日摂取することで、睡眠の質を改善するとする論文も一つあり、サプリメントが機能性表示食品になっています。これもたった一つの研究で効果が認められただけなので、信頼度は低い話。しかも、**オルニチン400mgというのは、しじみにすると約1000個分です。**これらのことから、しじみ汁を飲んで二日酔いを抑えるとかゆっくり寝る、というのは無理でしょう。

サプリメントとしての摂取は、お勧めできません。なぜならば、しじみ1000個分ものオルニチンの長期摂取は、人類が経験したことがなく、安全性に不安が残るからです。でも、しじみの中身100gあたりの鉄やカルシウム、ビタミンB_{12}、葉酸などの含有量は、あさりやはまぐりより多め。しじみは貝としては身が小さいので食べるのはたいへんですが、何より、たいへんおいしい貝なので、食生活に適度に取り入れたい食品です。

13

茶色い砂糖
健康効果は期待できないので、味で選ぶ

POINT
◎白砂糖より、ミネラル分やビタミン類がわずかに多い
◎黒糖は、発がん物質アクリルアミドを微量含む
◎白い砂糖と茶色い砂糖で大きな違いはなく、味や使い勝手により選べばよい

○白い砂糖は漂白されていない

白い砂糖は漂白されているから食べちゃダメ。茶色い砂糖にしなさい……。そんなことをお母さんに言われたことがある人は少なくないかも。でも、それは誤解です。

砂糖類は、サトウキビやサトウダイコンの搾り汁に含まれる糖分を煮詰め精製して作ります。白砂糖（上白糖やグラニュー糖）は、砂糖以外の成分をとことん除去して無色透明の結晶にしており、光を乱反射するため白く見えるだけです。**漂白はされていません**。一方、茶色い砂糖は、

砂糖分以外のミネラル類なども含むので茶色く見えます。

茶色い砂糖の一つ、三温糖は、白砂糖やグラニュー糖を取り出した後の糖みつをさらに煮詰めて作られます。糖みつは何度も加熱されており、糖の一部が焦げて茶色のカラメルになっています。また、原材料が持つミネラルが少し残っています。そのため、その糖みつから作る三温糖は、白砂糖などに比べ色がついています。精糖会社がカラメル色素を加えて色を調整する場合もあります。

きび糖は、サトウキビから作られますが、精製度が白砂糖より低め。そのため、色が茶色で、味もコクが感じられます。黒糖は、より精製度が低く、砂糖だけでなくほかの糖分であるブドウ糖や果糖、フラクトオリゴ糖なども比較的多く含み、カリウムやカルシウムなども多め。これにより、白砂糖とはかなり違った味になります。

○ビタミン、ミネラルも含むが、ごくわずか

こう説明すると、「茶色い砂糖のほうがやっぱり栄養豊富なんですね」と言われます。こういうときは栄養成分を比べてみましょう（図版10）。黒糖は炭水化物90・3％で、やっぱり栄養の多くが糖分です。上白糖に比べれば、一部のビタミン類、カリウムやカルシウム、鉄などミネラル類も多めですが、野菜や肉、魚などほかの食品に比べ特別に多いとは言えません。**こうし**

図版 10　砂糖類 100g あたりの主な栄養成分

	エネルギー (kcal)	炭水化物 (g)	たんぱく質 (g)	カリウム (mg)	カルシウム (mg)	マグネシウム (mg)	鉄 (mg)	ビタミンB1 (mg)	ビタミンB2 (mg)	ビタミンB6 (mg)
上白糖	391	99.3	0	2	1	Tr	Tr	(0)	(0)	0
三温糖	390	99.0	Tr	13	6	2	0.1	Tr	0.01	(0)
黒砂糖（黒糖）	352	90.3	1.7	1100	240	31	4.7	0.05	0.07	0.72

Trは、定量できないほどのごく微量しか含まれていない。(0)は文献等から含まれていないと推定されるため測定していない

出典：日本食品標準成分表（八訂）

た栄養素を摂りたいなら、糖分がほとんどの茶色い砂糖ではなく、ほかの食品をいろいろ食べた方がよいでしょう。食品の栄養成分は、文部科学省が「日本食品標準成分表」として公表していて、だれでも無料で調べることができます。

　黒糖は、自然の発がん物質アクリルアミドも含みます。黒糖の製造工程中に、サトウキビに含まれる糖類とアミノ酸が１２０℃以上の高温で熱せられて、自然にできてしまうのです。とはいえ、**黒糖も普通の食生活の中で適度に食べるのであれば、発がん性を心配しなくても大丈夫です。上白糖には、アクリルアミドは含まれません。**

　さて、白い砂糖と茶色い砂糖、どちらがよいか？　私は好みで選べばよいだけ、と思います。

ただし、いかなる砂糖であれ、摂り過ぎにはご注意を。

14

黒酢

神秘の健康物質は含まれていない

POINT

◎実際の機能性成分は通常の酢と同じ酢酸
◎風味が好みであれば選ぶ価値あり
◎酢酸の内臓脂肪低減や疲労感軽減のエビデンスは低い

○いかにも体によさそうなイメージだが…

黒酢は、穀物を発酵させて作った醸造酢を熟成させ、自然に褐色から黒褐色になったものを指します。広告や宣伝では、酢が入った甕がずらりと並べられ、露天でじっくりと熟成されてゆく光景がよく映し出されます。いかにも体によさそうな〝自然食品〟であるように見えます。

そもそも、醸造酢がどのように作られているか、知っていますか？　原料の穀物を蒸したものに麹と水を加えると、麹菌によりでんぷんが糖に分解されます。そこに酵母を加えると、糖がアルコール、つまり酒になります。これにさらに酢酸菌を加えると、アルコールが酢酸になり、酸っぱい酢となります。

原料として、米や麦、果物、野菜、さとうきびなどの搾汁も用いられます。酢の主成分は酢酸ですが、原料に含まれるたんぱく質などさまざまな物質が発酵により変化して、酢の味わい、風味となります。

○黒さと健康とは関係ない

黒酢はさらに熟成させることで、「メイラード反応」というものが起きているとされています。アミノ酸と糖が反応して褐色になり、味にかかわる成分や香気成分などを作り出してゆくのです。加熱により急激に反応が進みますが、常温でもゆっくりと進みます。長時間の発酵と熟成により、多種類のアミノ酸やアミノ酸が数個つながったペプチドなどもでき、黒酢独特のおいしさや風味が生まれるようです。

ただし、**だからといって健康効果も生じるわけではありません**。機能性表示食品の中には製品名に黒酢と入ったものが多数あるのですが、どれも機能性関与成分は酢酸。つまり、通常の醸造酢と同じです。酢酸は、内臓脂肪を低減したり血圧低下、疲労感軽減などの効果を報告した学術論文があります。しかしこれらは、**ほかの機能性表示食品と同様に、エビデンスのレベ**

ルは低いと言わざるを得ません。

製品名に黒酢が入るのは、やはり黒酢のイメージがよいからでしょう。一方で成分分析も行われていますが、甕の中で神秘的な健康効果を持つ物質が作られているわけではなさそうです。安全性に関しては問題視される報告等はなく、普通の醸造酢と同じと考えられます。

15

青汁

野菜不足解消にはつながらない

POINT

◎原材料はケールや大麦の若葉、アシタバ、モロヘイヤなど
◎カルシウムや葉酸などは多めだが、多くの栄養素が少なめ
◎血栓を防ぐ薬を摂っている人は、控えるべき

○年間700〜800億円の市場規模

青汁はとても人気のある健康食品です。ケールや大麦の若葉、アシタバ、モロヘイヤなどをすりつぶしたもので、缶入りドリンクや、乾燥粉末としてお湯などに溶かして飲むタイプがあります。錠剤型のサプリメントも売られています。青汁の市場規模は、通販新聞社によれば年間700〜800億円。野菜不足を解消したい人たちによく利用されている、とのことです。

特定保健用食品や機能性表示食品もあります。いくつかの製品は、青汁の原材料に含まれる食

物繊維自体を関与成分として「お腹の調子を整える」などの効果を示しています。しかし、圧倒的に多いのは難消化性デキストリンやＧＡＢＡ、キトサンなどの成分をわざわざ添加した製品。青汁は事業者にとっては売れ筋、競争の激しい健康食品なので、「青汁だけでは、弱い。何かプラスアルファの健康効果をアピールして差別化しなければ……」という意向が強いようです。

○カルシウム、葉酸、ビタミンC以外は今一つ

では、青汁からどんな栄養を摂れるのか？　日本食品標準成分表に、粉末状のケールの青汁の分析結果が掲載されています。粉末スティックの製品は通常、３ｇをお湯や牛乳等に溶かして飲みます。この３ｇを野菜ミックスジュース１００ｇと比較してみましたが、**カルシウムや葉酸、ビタミンCは少し多めではあるものの、そのほかのビタミン、ミネラル類は同じかむしろ少なめ。**意外に栄養価は高くありません。青汁で野菜不足を補う、というのは、実際には難しそうです。

○そもそも不足しにくいビタミンKが多量に含まれている

気になるのはビタミンＫの多さ。標準成分表に掲載されている製品だと、青汁３ｇ摂取によ

り45㎍のビタミンKを摂る計算になります。野菜ミックスジュースの含有量は3㎍なので、10倍以上の含有量。製品によっては、1袋3gの摂取でビタミンKを146・2㎍も摂るものもあります。

ビタミンKは血液凝固を促進する機能があり、不足すると鼻血や月経過多、出血が止まりにくくなるなどの症状につながりますが、野菜や肉などから比較的容易に摂れます。そのため通常の食事をしていれば不足することはほとんどなく、青汁による補給のメリットはありません。

一方、抗血液凝固剤としてよく処方される医薬品、ワルファリンは、血液を固まりにくくして体内で血栓ができるのを防ぐ作用を持っています。ビタミンKを摂り過ぎるとワルファリンが効かなくなるので、処方される時に、ビタミンKの多い青汁やクロレラ、納豆などの摂取は控えるように医師や薬剤師から注意があります。ワルファリンを飲んでいる人は忘れないようにしましょう。

コラム

スムージーブームの裏側

スムージーは1990年代ごろから米国を中心に大ブームとなり、日本にも入ってきました。「健康によい」というイメージを持っている人が多いでしょう。

実際に、フルーツや野菜などが持つ豊富な栄養素を楽に摂れるのは大きな利点です。また、ミキサーで食物繊維を粉砕しそのまま飲むため、食物繊維も摂れます。果物のジュースや野菜ジュースはたいていの場合、搾りかすを捨ててしまいます。食物繊維は昔から、整腸効果、便通の改善などによいとされていましたが、現在はそれだけでなく、血糖値やコレステロールの低下など体全体の健康向上に役立つことがわかってきています。ところが、日本人は食物繊維の摂取が不足気味。積極的な摂取が求められています。

米国のユタ州立大学によれば、スムージーに乳製品やピーナッツバター、プロテインなどを入れることで高齢者や妊婦もたんぱく質を摂りやすくなります。問題は概して糖分を多く含むこと。フルーツなどに含まれる自然由来の糖分のほか、アイスクリームなどで砂糖を添加するため、虫歯や肥満につながりやすいのです。酸も多く含むため、歯のエナメル質が剥げるリスクも心配されます。また、飲料は固体の食べ物に比べて腹持ちが悪く、空腹感や食欲を感じやすいのです。結論として、砂糖を添加したスムージーは避け適度な量を飲むことと、としています。

16

ブルーベリー視力回復は都市伝説

POINT

◎アントシアニンはあまり含まれていない
◎サプリメントでも、確たる効果は示されていない
◎日本人は果物摂取が不足しており、果物の一つとして健康維持に役立つ

○ブルーベリー中のアントシアニンはごくわずか

目を患い視力を失った人に聞きました。「何人もの人から、ブルーベリーがよいからたくさん食べなさい、と言われた」と。第二次世界大戦中、英国空軍パイロットが夜間飛行の薄明かりの中でもはっきりと景色が見えると言い出し、彼の生活を調べたところ、ブルーベリーのジャムを毎日食べていた。ブルーベリーは目に効く……。こんな話が、ブルーベリー業者やサプリメントメーカーなどによって流され続けています。

私は、「**あれは出典がわからない都市伝説なんですよ**」とお伝えしました。たくさんの人から言われたのに、とその人は衝撃を受けていました。

ブルーベリーには、目によいとされるアントシアニンが含まれてはいるのですが、ごくわずかで吸収率も低いので、**生や冷凍のブルーベリーを数十粒食べても効果を持つはずがありません。**

目によいとして欧米で盛んに研究されているのは、ブルーベリーとは別種のビルベリーという果物で、アントシアニンを多く含みます。日本では、機能性表示食品として多数の製品が出ており「ピント調節力を改善することで目の疲労感を和らげる」などの表示をしています。

しかし、米国立補完統合衛生センター（ＮＣＣＩＨ）によれば、**ビルベリーやその抽出物であっても、ヒトで効果が認められた試験は小規模で信頼性が低く、確たることは言えません。**

○ブルーベリーそのものは積極的に食べたい

ただし、ブルーベリー自体は、ほかの果物と同じように食生活に積極的に取り入れたい食品です。日本人は実は、果物の摂取量が少ないのです（図版11）。とくに20歳代から50歳代までの人たちは、１日に１００ｇに満たない量しか食べていません。厚生労働省が２０２３年にまと

図版11　年代別の1日果実類摂取量

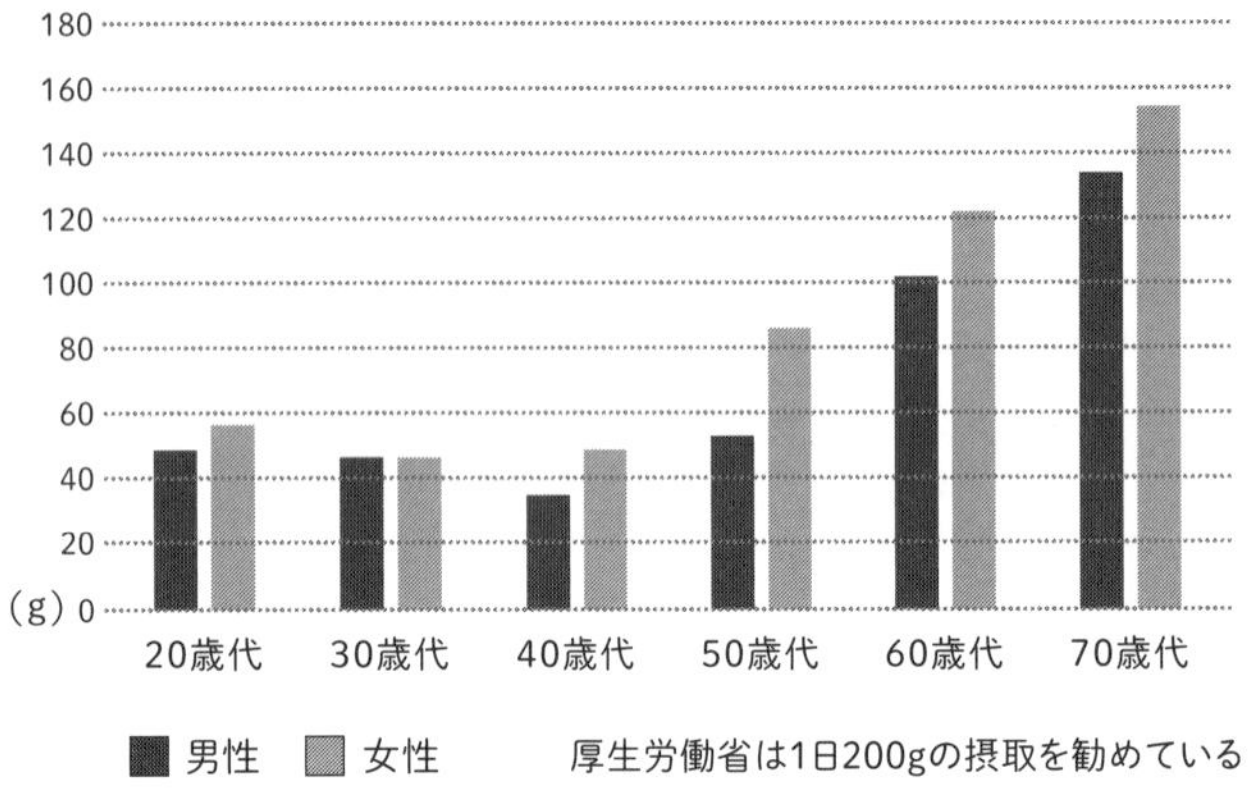

厚生労働省は1日200gの摂取を勧めている

出典：2022年国民健康・栄養調査

めた「健康日本21」では、果物の目標摂取量は1日に200gとなっています。

○コンビニスイーツより健康によい

果物は糖質を多く含みますが、ビタミン類や食物繊維が豊富です。健康日本21によれば、高血圧や肥満、2型糖尿病の発症リスクとの関連において、果物は1日200g摂取までは、リスクが減少することが示されています。また、冠動脈疾患（心臓疾患）、脳卒中、さまざまな原因を合わせた全死亡リスクにおいても、1日200g摂取で効果が見られ、リスクが低くなっています。

「果物は高いので買えない」という声も聞きますが、コンビニスイーツやお菓子ではなく、果物に手を伸ばしてみてはどうでしょうか？

コラム

不思議な伝統食

日本には長い歴史を持つさまざまな「伝統食」がある、と言われています。2013年には「和食：日本人の伝統的な食文化」がユネスコ無形文化遺産に登録されました。発酵食品やこんにゃく、乾物、海藻製品などさまざまな食品が再評価されています。

ただし、伝統食だから安全だ、とか、健康によい、というわけではありません。ユネスコ無形文化遺産にはフランスの美食学、メキシコの伝統料理、韓国のキムチ作り、地中海食、トルココーヒー、アフリカ諸国のクスクス、イタリアのトリュフなども登録されています。和食も、世代を超え伝統的に受け継がれたものであり、現在も保護の取り組みが継続していることが評価されたようです。ただし日本の伝統食、いわゆる和食はどうしても食塩摂取量が多くなりがち。そんなマイナス面にも注意が必要です。

農林水産省は伝統食のデータベースを作り、保護と継承を目指しています。同時に海外にも輸出していこうと、2022年度から「伝統食」の選定を始めました。都道府県ごとに20品目ずつ選定する予定のようです。そのリストを見ると、面白いことに気づきます。なるほど、と思う食品が並ぶ一方、伝統か？　と疑問を持たざるを得ないものが多数あるのです。北海道であればホワイトアスパラガスの水煮やジンギスカン。鹿児島はパパイヤ漬。山梨県では、「甲斐サーモン、富士の介の加工品」。農水省によれば、甲斐サーモンは、1kgを超える大型のニジマスを2011年にブランド化したもの。ニジマスは１８７７年に米国・カリフォルニアから日本に移入され、同県では１９３１年から養殖がスタートしています。富士の介は、２００７年から始まったキングサーモンとニジマスの交配により生まれた魚だそうです。歴史も浅く、ルーツも海外とあっては、もはや伝統って何？　と思わざるを得ません。

ただし、この柔軟さが日本の食の特徴、伝統なのかも。今や国民食のカレーライスは明治時代になってから持ち込まれたもの。すき焼き、あんパン、ナポリタン……。日本が誇る特徴のある食品・料理は多くが和洋折衷で新しい味を産み出しています。

コラム

デトックスは気休め。危険な場合も

「デトックス」や「クレンズ」など、体内の浄化を意味する英語が、ダイエット記事や広告などにしばしば登場します。この食品、あの飲み物でデトックスを、クレンズを、というわけです。

しかし、科学的な根拠は非常に薄いと言わざるを得ません。デトックス効果があるとするプログラムは、米国立補完統合衛生センター（NCCIH）が解説しています。断食や特定の飲料だけを飲むもの、サプリメントやハーブの摂取、サウナなどさまざまありますが、研究はわずかしか行われていません。体重減やインシュリン耐性、血圧等へのよい影響が示されている研究があるものの、どれも研究の質は低いとしています。体重減少については、始めた当初は効果があるもののそれは単純にエネルギー摂取量が減ったためで、リバウンドしがち。長期の効果についての研究結果はありません。

米国では、デトックスやクレンズをうたう製品が多数ありますが、食品医薬品局（FDA）などが取り締まっており、殺菌が不十分であったり大量のシュウ酸を含んでいたりするなど、問題のある製品が見つかっています。下剤成分を含む製品もあったとのことです。

デトックスと称して、水やハーブティーなどを大量に飲むことが勧められ、体の水分量のバランスが崩れて不調になる人もいます。水も飲み過ぎると「水中毒」となり、めまいや頭痛、嘔吐などが起こり、最悪の場合には死に至ります。

スムージー（P.75）で紹介したユタ州立大学も、「グリーンスムージークレンズ」、つまり、グリーンスムージーを大量に飲むことで体の悪いものを排出しようという流行について、エネルギー量が少なく栄養素も不足しがちで危険な状態にもなりうる、と警告しています。

そもそも、ヒトの体の中では、肝臓や腎臓がさまざまな物質を解毒、すなわちデトックスする役割を果たしています。残留農薬はこうした肝臓などの働きにより代謝され、一部はほかの物質に変わります。その代謝物の毒性なども調べられ、問題がないことが確認されたうえで使用を認められています。

多くの科学者は、デトックスやクレンズをうたう食品やプログラムの科学的意義を認めていません。セールストークには注意しましょう。

第 2 章

Part 2

サプリメントは本当に効くのか?

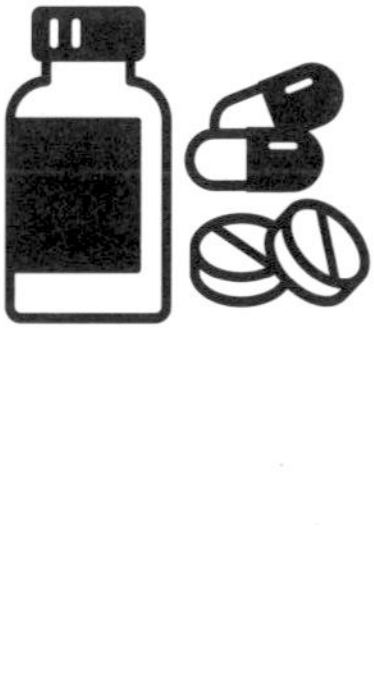

17

マルチビタミン
摂っても摂らなくても、死亡率と寿命に違いナシ

POINT

◎ビタミンAやビタミンDなど、過剰摂取で有害になるものも
◎摂るなら不足分のビタミンを単一で短期間のみとすべき
◎多くの国の医療機関は推奨していない

○健康効果がはっきりしない

マルチビタミンとは、多種類のビタミン類を組み合わせて、錠剤やカプセル型のサプリメントにしたものです。米国では、成人の3分の1はマルチビタミンを摂っているとされています。ところが、意外なことに健康効果ははっきりしません。米国で約40万人を対象に20年間以上にわたってフォローした調査では、摂取していない人たちと比較して死亡率、寿命に違いがありませんでした。

ビタミンといっても多数あり、それぞれ体の中での役割が異なります。また、通常の食生活によるビタミン類の摂取量も人により大きく異なります。特定のビタミンが不足している人がマルチビタミンを摂れば、不足分の補給にはなりますが、不足していないほかのビタミンについては過剰摂取になるかもしれません。また、食事で十分に摂っている人も、マルチビタミンで過剰摂取に陥るリスクがあります。

◯ビタミンAの過剰摂取は肝障害リスクが

マルチビタミンによく含まれる水溶性のビタミンCやビタミンB群は、多くとっても尿に排出されるので、過剰摂取の害は出にくいのです。ビタミン剤を摂った後、尿が黄色になりますが、あれは、必要としなかったビタミン類が排出されるため。出ていってくれれば体への害はありません。

一方、脂溶性のビタミン類は体に蓄積しやすく、過剰摂取の影響が起こりやすくなっています。ビタミンAは摂り過ぎによる肝障害や骨密度の低下、骨折などが報告されていますが、レバーに多く含まれるため、レバー好きの人は要注意です。**とくに鶏レバーや豚レバーはビタミンAが非常に多く、約20g食べただけで日本人の食事摂取基準2025年版の耐容上限量を超**

えてしまいます。

ちなみに、野菜に含まれる栄養成分のβ-カロテンは、体内でビタミンＡが足りなければビタミンＡに変わる栄養素。抗酸化作用によるがん予防効果も期待されて、米国でサプリメントを長期間摂取してもらう大規模試験が行われました。ところが、喫煙者では健康効果どころか、肺がんリスクが上昇することが報告され、急遽試験が中止されました。

また、ビタミンＤの長期の過剰摂取も、カルシウムの過剰吸収や腎障害につながりやすいとされています。

こうしたことから、**多くの国の機関や医療機関は、マルチビタミンを推奨していません。**バランスのよい食生活が基本です。血液検査や症状などによりビタミン類の摂取不足が確認された場合には、補給目的で単一のビタミン剤を一定期間処方する、というのが一般的な対応。**ビタミン類は、「多めに摂っておけば保険になる」という類いのものではないのです。**

風邪、インフル予防に効く食品はない

毎年、冬になると、「インフルエンザや風邪を予防したり、症状を和らげたりする食べ物はなんですか？」と問われるので、「科学的根拠、エビデンスの強いものなどありませんよ」と答えます。ヨーグルトの企業などが盛んに、動物試験やヒトが食べる小規模の試験結果で「効果があった」とアピールして売っています。しかし、大規模な試験で確認しエビデンスが強まった、という話は聞こえてきません。機能性表示食品では、乳酸菌摂取などによる「免疫機能の維持」をうたう製品も販売されていますが、エビデンスとして強いとは言えません。

米国立補完統合衛生センターが、簡潔な情報発信をしています。インフルエンザに役立つ食品や民間療法など、補完的な対策は「ない」。風邪については、亜鉛サプリメント、鼻の洗浄、子どもの夜間の咳を鎮めるためのはちみつ、重度の身体的ストレス下にある人のビタミンC摂取、ヨーグルトなどプロバイオティクス、瞑想については「見込みはある」。しかし、ほとんどの人が摂るビタミンC、キク科のハーブのエキナセア、ニンニク、アメリカニンジンについては、「エビデンスが矛盾していたり不十分であったり、ほとんど否定的」というのが結論です。

同センターは、「インフルエンザと風邪のための天然物についての5つの助言」という記事でも同様の内容を解説していますが、1番目の助言は「インフルエンザに対抗する最高の予防策は、ワクチン」というものです。

コラム

そもそも「健康食品」って何？

日々、当たり前のように耳にする「健康食品」という言葉ですが、これそのものには法律上の定義はありません。通常は、食品表示法や健康増進法に基づき機能性や有効性等を表示している「保健機能食品」3種と、それ以外のもの（企業が広告や宣伝で健康効果を消費者に期待させるものの表示はしていない、その他の食品）をまとめて、「健康食品」と言っています（図版12）。

保健機能食品の一つである特定保健用食品、いわゆるトクホは、事業者から申請のあった個々の食品について国が安全性や有効性を審査し、「お腹の調子を整える」などの表示を許可しています。トクホとして認定された食品には、専用のマークが付けられます。

栄養機能食品は、ビタミンやミネラルなど栄養成分の機能を、国が決めた文言で表示しています。

これに対して機能性表示食品は、事業者にとって、より自由度が高い制度です。消費者庁の策定したガイドラインに沿って、安全性や機能性を事業者が自ら評価し、消費者庁に書類を届出します。そうすれば、企業の責任でパッケージに血圧やコレステロール、体脂肪などについての機能を表示できるのです。消費者庁は、届出の際に資料が揃っているかなどの確認はしますが、審査はしません。

一番問題なのは、図の左端のその他のいわゆる「健康食品」です。法律上の扱いが肉や野菜など一般的な食品と同じ。なのに、企業が広告や宣伝で「疲労感を軽減」とか「健康な毎日をサポート」な

図版 12 健康食品と医薬品の分類

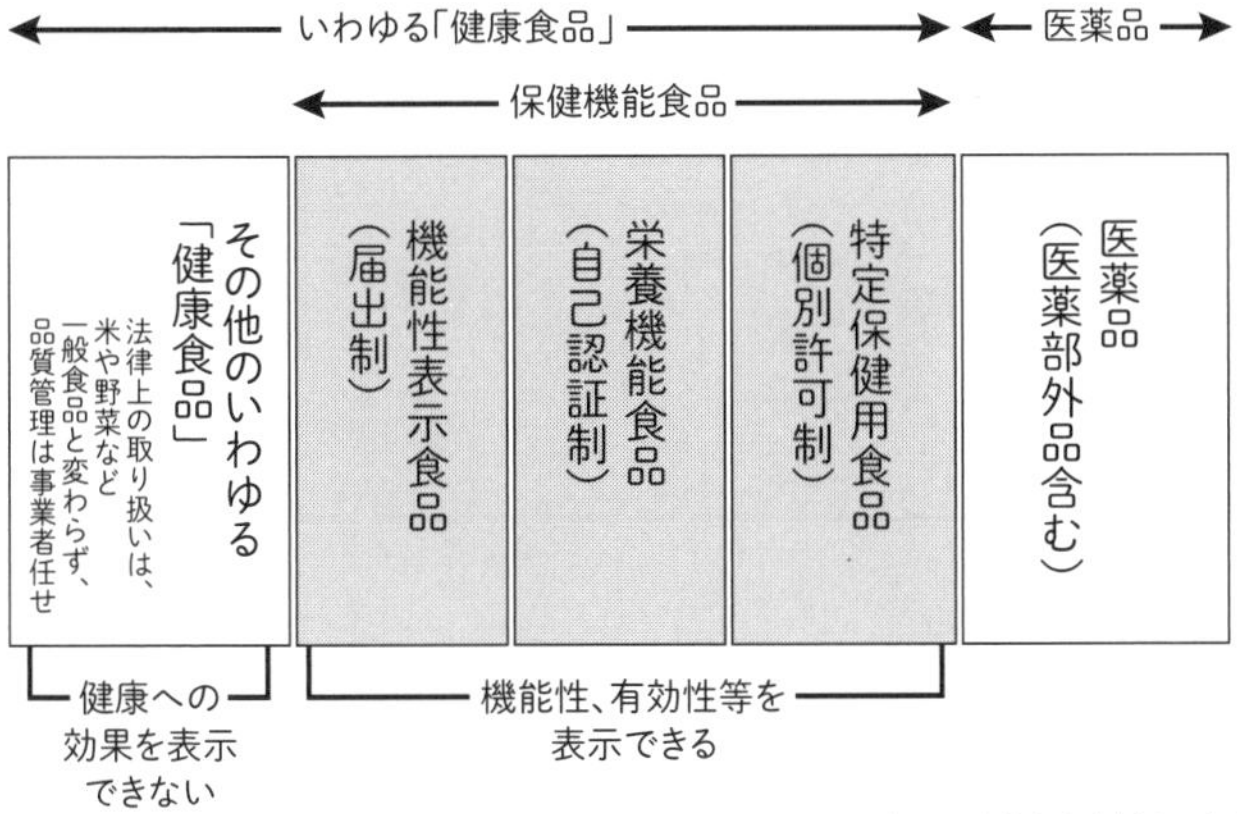

出典：消費者庁資料を一部改変

どの売り文句を並べ、消費者に自然と健康への効果を期待させます。サプリメントやお茶、粉末状などさまざまな商品形態があります。

　でも、普通の食品と扱いは同じなので、安全性や品質などの管理も事業者任せです。悪質な製品では、死亡事故も起きています。

18

コラーゲン
食べて翌日にお肌ピチピチ、はあり得ない

POINT

◎コラーゲンは体のたんぱく質の30％を占める
◎食べても、そのまま体のコラーゲンになるわけではない
◎分解されてできるコラーゲンペプチドの効果が研究されている

○「コラーゲンは加齢とともに減ってゆく」は本当

コラーゲンは、美容にもよい健康食品としてとても人気があり、ドリンクやサプリメントなどが「肌によい」「ひざ関節の悩みを改善」などとして売られています。機能性表示食品としても多数の製品が販売されています。また、コラーゲンを入れた「コラーゲン鍋」も居酒屋メニューにあるほど、一般にも周知されています。

そもそもコラーゲンは、たんぱく質の一種です。ヒトの体のたんぱく質の30％を占めており、

皮膚や筋肉、臓器などさまざまな部位の構成要素となっています。食事によって得られる栄養素から体内で作られています。

ところが、加齢とともに体内で作られるコラーゲンは減ってゆきます。**とくに女性は閉経後、また、60歳を過ぎれば男女の別なくだれもが著しく減少し、体内にあるコラーゲンの分解速度も速まります。**そのため、皮膚にしわやたるみができ、筋肉痛が起きたり関節の柔軟性が減ったりするなど、さまざまな影響が出てきます。こうしたことから、「食べて補給を」という発想になっているのでしょう。補給されるコラーゲンは主に、豚皮や鶏足、魚などから作られています。

ただし、コラーゲンを食べたらそのまま、皮膚や関節などに運ばれる、というわけではありません。コラーゲンもたんぱく質なので、肉や魚と同じように、消化されることでアミノ酸に分解されます。そして、アミノ酸から体内でコラーゲンが作られるのですが、それには時間がかかります。少なくとも翌日に効果がある、ということはありません。したがって、**「コラーゲン鍋を食べたら、翌日にはお肌がピチピチになった」というのは、残念ながらそういう気分になった、というだけの話です。**

○「コラーゲンなんて無意味」がくつがえされるかも

ひと昔前は、ここで話は終わり。「コラーゲンなんて効くわけがない」だったのですが、最近の研究ではそうでもないかも、というデータも出てきています。コラーゲンにはたくさんの種類があり、どれもアミノ酸が１０００個以上つながってできているたんぱく質ですが、食べられて体内で分解される時に、アミノ酸が数個つながった「コラーゲンペプチド」ができます。**このコラーゲンペプチドが、体の中の代謝生合成系を活発化させる機能があるのでは、という試験データが出てきているのです。**

肌の水分補給と弾力性を改善する効果や、関節機能を改善する効果が、小規模な試験で見出されており、多くの国で多数のサプリメントやドリンクなどが販売されています。しかし、十分な科学的根拠があるとは言えず、米国やＥＵなどでは健康強調表示は認められていません。

なお、コラーゲンでアレルギー反応を起こす人がいます。そのため、アレルギー患者はコラーゲンが何から作られているか、注意すべきでしょう。

○顔に塗るのは要注意

コラーゲンは皮膚の構成要素なので、コラーゲンを塗って美肌に、という説があり、製品も販売されています。しかし、食品を外から塗ることについてはより一層の慎重さが求められます。**よく、皮膚にオリーブオイルを塗ったり、きゅうりを乗せたり、という美容法が紹介され「食品だから安全」と言われますが、大間違いです。**

２０１０年には、小麦を加水分解した成分を含む石けんの使用者が、小麦製品を食べてアレルギーを発症する、という事例が多発し、石けんの自主回収が行われました。

日本アレルギー学会によれば、**小麦由来のたんぱく質が毎日の洗顔により目や鼻の粘膜、皮膚などから体に入り、アレルギー反応につながったようです。**多くの患者が石けんの使用を開始して数カ月から数年して発症しています。

コラーゲンクリームのメーカーは、事業者の責任として十分に安全性を確認したうえで販売していると思いますが、そもそも、**外から与えたコラーゲンがそのまま、皮膚のコラーゲンになることはあり得ない、**ということは知っておいてください。

19

葉酸
妊娠を考えている人は、積極的に摂りたい

POINT

◎細胞増殖に関与する
◎妊娠1カ月前～妊娠初期は、強化食品やサプリの追加摂取が推奨されている
◎英国では、小麦粉への葉酸添加が義務付けられているほど重要

◯国がサプリ摂取を推奨している唯一の栄養素

栄養素の中で日本人が不足しがちなのはカルシウムと食物繊維。過剰に摂っているのはナトリウム、すなわち食塩です。そのほかのビタミン類やミネラル類などについては、バランスを心がけながらしっかりと食事をしていれば、そうそう不足するわけではない、というのが栄養学者の見解です。

しかし栄養素の中でたった一つ、食事からだけでなくサプリメントなどからの摂取を国が積

極的に推奨しているものがあります。葉酸です。

日本人の食事摂取基準2025年版は葉酸について、妊娠の1カ月前から妊娠初期までは、通常の食事からの推奨量（240μg／日）に加え、サプリメントを含む健康食品や葉酸が強化された加工食品などで、1日当たり400μgの葉酸を追加的に摂ることが望ましい、としています。

○胎児の神経管発達を助ける

葉酸はビタミンB群の一つで、細胞増殖に関与しています。胎児の神経管が発達する時期に葉酸が不足すると、無脳症や二分脊椎などに至る場合もあります。

葉酸は野菜やレバーなどに多く含まれており、通常は、バランスのよい食事を摂っていれば不足しません。しかし、お腹の中に胎児がいる時は別で、さらに多くの葉酸が必要です。**お母さんが妊娠に気づいていないごく初期に胎児の神経管は発達するので、「妊娠がわかったから葉酸を摂る」ではなく、「妊娠を考えている人は、葉酸を摂りましょう」となるのです。**

英国では、小麦粉への葉酸添加が義務付けられているほど重要な栄養素。加工食品に添加されている形態のほうが体の中での利用率が高いことも特徴です。野菜や肉、レバーなどに含まれる天然の形態だと、利用率が半分ほどになってしまいます。そのため、妊娠1カ月前から妊娠初期までに効率よく摂るために、葉酸が強化された牛乳やグミ、野菜ジュースなどの加工食品や、サプリメントが推奨されています。

それ以外の栄養素については、サプリメントでの摂取は勧められていません。葉酸については、妊娠中期と後期も増やすように促されていますが、通常食品で多めに摂ることが求められています。強化食品やサプリメントに頼ると、ほかの栄養素の不足につながるおそれがあるためです。妊婦用のサプリメントが多数売られていますが、栄養成分によっては過剰摂取のリスクもあります。妊娠を考えている人や妊婦が**葉酸以外のサプリを摂りたい時は必ず、主治医に相談しましょう。**

コラム

ヒアルロン酸って本当に効くの？

ヒアルロン酸は、皮膚や筋肉、軟骨などに含まれる物質で、加齢とともに減少するとされています。そのため、化粧品として外から塗ったり、皮膚に注入する美容整形が行われています。しかし、食べて効くか、というと、エビデンスは強くなさそう。皮膚の水分保持効果などについての試験が多数行われていますが、効果があったとする論文となかったという論文の両方があり、確定的なことは言えません。

国内では、肌の水分保持に役立つなどとして多数の機能性表示食品が販売されています。表示の科学的根拠となった6つの研究のうち5つで、統計学的に有意な効果を示した、としています。ただし、そのうち4つは、ヒアルロン酸の原料メーカーの研究員による成果。関係のない機関による「効果あり」の論文は1つしかありません。国内の別の食品メーカーの試験では、肌の水分保持については「効果なし」という結果でした。

自社の製品を研究して「効果あり」と判断した論文は、バイアスが大きくかかっている可能性があるため、学術的には尊重されません。「エビデンスとしては弱い」ということは消費者として理解しておいたほうがよい、と思います。ただし、安全性に関しては、海外の研究機関やクリニックの解説などを見ても、問題視するものはありません。

20

ダイエット食品
買う価値ナシ。巧妙な広告宣伝に注意

POINT
◎「ダイエットに効果あり」のキャッチコピーは売れる
◎実際的な効果は認められておらず、買う価値はない
◎死亡事故も起きている

○ダイエットのすべては「摂取より消費を多くすること」

健康食品でいちばんの売れ筋はなんといってもダイエット食品です。機能性表示食品としてこれまで届出された約7000件の製品のうち2500件は、脂肪に関する機能性をうたうもの。トクホでも2割強が脂肪をターゲットとしています。さまざまな形態の健康食品の中でも、手軽にとれるサプリメントが人気です。

しかし、栄養学者は「摂取するエネルギーよりも消費するエネルギーのほうが多ければ痩せ

るというだけ」と口を揃えます。ダイエット食品の「体内での脂肪の燃焼を促す」などの売り文句も、根拠となった論文を読むと、効果があってもほんのわずか。**食べ過ぎや運動不足などがすぐに帳消しにしてしまいます。**

○たった1kg減なのに、広告は「人生が変わった！」

2017年、消費者庁が葛の花由来イソフラボンを含む機能性表示食品の事業者16社に対し、景品表示法に基づく措置命令を出しました。機能性の根拠となる試験はBMI25～30の太めの人を対象に行われ、3カ月摂取して約1kg減、ウエスト1cm減という結果でした。**統計学的には有意に差あり、ですが、実際上は1日で変動するレベルの違いしかありません。**ところが、広告ではスリムな女性が大きなジーンズをはいている写真を掲載したり、「たった3カ月で、体型も人生も変わった！」などとうたったりしていました。

こうした誇大広告は多く、国や都道府県などの取り締まりが追いつきません。効かないだけならお財布が痛むだけなのですが、過去には、非常に強い医薬品成分を含む無承認無許可医薬品が摘発され、死亡事故が起きた事例もありました。健康食品で楽にやせる、というのは幻想。私はダイエット食品を買う価値はない、考えます。

21

コレウス・フォルスコリー
健康被害が懸念されるダイエット系サプリ

POINT

◎健康被害の訴えが多く、「指定成分等」になっている
◎指定成分等は、厚生労働省が決める〝要警戒〟物質
◎ほかに3成分が〝要警戒〟とされている

○嘔吐や下痢などの訴えも

コレウス・フォルスコリーは、ダイエット系サプリメントの成分名です。日本国内で大手健康食品メーカーが販売しているほか、海外製品が輸入され、「コレウス」や「フォルスコリン」などの名称でも売られています。シソ科植物の根から抽出した成分で脂肪を分解する、とうたわれますが、**エビデンスは十分ではなく、機能性表示食品にもトクホにもなっていません。**

心配なのは安全性。摂取によりおう吐や下痢、軟便などが起きやすく、ショック症状により

図版13　4つの指定成分等による健康被害

指定成分等	宣伝されている効果	主な健康被害
コレウス・フォルスコリー	ダイエット	下痢
ドオウレン	痛みにきく、解毒	（海外で）肝機能障害
プエラリア・ミリフィカ	肌にはり、バストアップ	月経不順、不正性器出血
ブラックコホシュ	更年期障害の軽減	肝機能障害

出典：厚生労働省資料

救急車で運ばれた人もいます。**体調不良の事例が多いことから、厚生労働省が「指定成分等」に指定しました**（図版13）。

　この指定制度は、健康食品で健康被害の訴えが多発したことにより、２０２０年に食品衛生法が改正されて始まりました。厚生労働省の審議会で専門家が被害状況を検討し、「特別の注意を必要とする成分又は物」として「指定成分等」を決定します。

　これを取り扱う業者は、健康被害の情報を顧客や医療関係者などから得たら、遅滞なく都道府県等に届けなければなりません。厚生労働省は都道府県などから健康被害の報告を受け、必要な場合には注意喚起や販売禁止などの措置を講じます。製品のパッケージには指定成分等含有食品であることを表示し、消費者にもわかるようにします。

要するに、「要警戒」です。販売禁止にするには科学的根拠が必要で、時間もかかります。そのため、健康被害の苦情の数が多かったり重篤度が高かったりするものについては「指定成分等」としています。常日頃から警戒して、いざというときは迅速に対応しようというのです。**現在、4成分が「指定成分等」となっています。**

○好転反応はあり得ない

私は、「指定成分等になった健康食品は売れなくなり、消えるだろう」と思っていたのですが、そうはならず、相変わらず大手健康食品メーカーも販売しています。どうも「体調不良になるほど、体に影響がある」のをよしとしたり、「最初は体調が悪くなるが、慣れてくると好転する（好転反応）」と思う客がいるようです。**健康食品には、副作用を覚悟で摂るほどの大きな効果はありません。好転反応も科学者が否定しています。**指定成分等の摂取は、お勧めできません。

22

DHA・EPA
サプリより青魚がよい

POINT

◎アジやサバなど青魚に多く含まれている
◎心臓疾患や認知症の予防効果が期待されている
◎DHA・EPAを多く含む養殖魚の開発が進んでいる

○脂質異常の人での効果は明白

DHAとEPAは、青魚に多く含まれています。脂質異常症の改善、ひいてはさまざまな病気の予防効果を期待されている脂質成分です。

脂質異常症は、動脈硬化を悪化させる悪玉（LDL）コレステロールが140mg／dℓ以上、動脈硬化を防ぐ善玉（HDL）コレステロールが40mg／dℓ未満、LDLコレステロールを増やしHDLコレステロールを減らす中性脂肪（トリグリセライド）が150mg／dℓ以上、とされています（日本動脈硬化学会による診断基準）。脂質異常症をそのままにしておくと、動脈硬化が悪化し心臓疾患や脳卒中などにつながります。

食事を通してDHAとEPAを多く摂っている人は、心臓など循環器疾患のリスクが下がる、とする調査結果が多数あります。また認知症の予防効果も観察されています。人の食生活とその後の病気や死亡などの経緯をみる「観察研究」の結果なので、DHAとEPAのおかげで病気予防に至っている、と明言することはできません。しかし、効果に大きな期待がかかっています。

○サプリメントでは、青魚ほどのメリットはない

でも、魚を多く食べる習慣のない国の人たちにとっては、摂りやすい栄養素ではありません。そこでサプリメントでの摂取に期待がかかり、欧米で多数の試験が行われてきました。ところが、こうした介入試験では、病気の予防効果や重症化予防効果は、どうもはっきりしません。

ただし、すでに中性脂肪やLDLコレステロールが高値、つまり脂質異常症の人においては、EPAとDHAのサプリメントとしての摂取が心臓疾患のリスクを下げた、とするメタアナリシスがあります。メタアナリシスというのは、複数の研究結果を統合して解析する手法で、信

頼度が高いとされています（P.262参照）。また、中性脂肪を下げる効果も認められています。

結局のところ、青魚を積極的に食べてDHAとEPAを摂ることはよい一方、サプリメントはそこまで効果があるとは言えない。ただし否定的な材料もない、というのが今のところの結論です。

○日本人では、欠乏の報告はない

機能性表示食品としても、関連するサプリメントや魚肉ソーセージとして100以上の製品が販売されています。血中中性脂肪の上昇抑制効果や記憶のサポートをうたっており、両方合わせて1日にDHA・EPAを240〜1500mgを摂る製品群です。

魚で多く含むのはアジ、サバ、イワシなどの青魚。みなみまぐろやぶり、養殖まだいにもあります。日本人は、成人男性で平均して1日に計1g＝1000mg程度のDHAとEPAを摂っています。**日本人の食事摂取基準2025年版は、植物に含まれる同種の脂肪酸も合わせて検討し、「欠乏による症状の報告はない」と判断しています。サプリメントメーカーなどは「日本人は魚食が減っているので、DHA・EPAが不足するかも」と脅かしますが、セールストークと割り引いて受け止めたほうがよさそうです。**

ちなみに、魚がＤＨＡやＥＰＡを多く含有しているのは、生物濃縮によるもの。海中の藻類にＤＨＡやＥＰＡが豊富に含まれ、それらをプランクトンや小さな魚が食べ、さらに大型の魚が食べるからです。現在、魚は世界中で高品質のたんぱく質を含む食品として人気なので、養殖魚にＤＨＡやＥＰＡを含む飼料を与えてさらに健康効果の高い食品にしよう、という開発も進んでいます。小魚飼料は高価なので、遺伝子組換え技術でＤＨＡやＥＰＡを多く含むセイヨウナタネが開発されました。このなたね油を魚の飼料に混ぜて与えて、ＤＨＡやＥＰＡを豊富に含む魚にしようという計画です。

コラム

健康食品で病気は治らない

がん患者が藁にもすがる思いで健康食品・サプリメントに手を出す、という話をよく聞きます。しかし、病気を治す効果を持つ健康食品はありません。そんなものが見つかっていれば、医薬品になっているでしょう。キノコなど研究が進められた成分もありますが、確たる効果は確認されていません。

機能性表示食品のパッケージには、「本品は、疾病の診断、治療、予防を目的としたものではありません」などの表示が入っています。しかし、裏側に小さい字で書かれていることがほとんど。これでは消費者が見落としてしまいます。消費者庁は今、目立つところにしっかりと表示するように指導しています。

病気の人は、健康食品と医薬品との相互作用も心配しなければなりません。厚生労働省が健康食品成分と医薬品の相互作用の主な事例を挙げています（図版14）。たとえば、ハーブティーやサプリメントとして販売されているセントジョーンズワート（セイヨウオトギリソウ）は、うつ病に効果があるとされ欧米で民間療法として用いられてきました。しかし、多数の医薬品と相互作用があり、抗血液凝固剤の効果を弱めるなど深刻な影響が報告されています。

医師に隠れて健康食品を摂取する人が多いのですが、危険です。病気の人が健康食品を摂りたいのなら、必ず医師に相談すべきです。

図版 14　健康食品に添加されている成分と影響

健康食品に添加されている成分	医薬品成分	影　響
朝鮮ニンジン	ワルファリン（抗血液凝固剤）、ジゴキシン（強心剤）、フロセミド（利尿剤）	薬効の増減、減弱
セントジョーンズワート	イソジナビル（抗HIV薬）、ジゴキシン、シクロスポリン（免疫抑制剤）、テオフィリン（気管支拡張剤）、ワルファリン、経口避妊薬	薬効の減弱
ビタミンK（青汁、クロレラを含む）	ワルファリン	薬効の減弱
ビタミンD	ジキタリス製剤（心不全治療薬）	薬効の増強
鉄	タンニン酸アルブミン（下痢止め）、ビスホスホネート系製剤（骨粗鬆症薬）、メチルドパ（降圧薬）、テトラサイクリン系抗菌剤、ニューキノロン系抗菌剤	薬効の減弱
コエンザイムQ10	降圧薬、糖尿病治療薬	薬効の増強

出典：厚生労働省資料

23

ウコン（クルクミン）
効果ははっきりせず、肝障害の報告もある

POINT

◎二日酔い予防効果の科学的根拠はない
◎スパイスとして、カレーなど食事で摂る量であれば安全
◎病気の人は、サプリメントでの摂取は勧められない

○「二日酔いに効く」はあくまで企業側のアピール

ウコンといえば、二日酔い予防効果、でしょうか。でもこれは、一部の企業の広告・宣伝効果によるもの。**明確な科学的根拠はありません。**

ウコンの話はなかなか複雑です。まず、ウコンと言っても種類がいろいろ。アキウコン、ハルウコン、ムラサキウコン、ジャワウコンなどあり、含有物質の量も異なります。主に用いられているのはアキウコンで、地下茎がターメリックと呼ばれ、ターメリックに含まれる黄色の

色素がクルクミンです。

米国立補完統合衛生センター（NCCIH）の解説によれば、ターメリックはカレーに使われるスパイスで、インドなどでよく食べられてきました。また、アーユルヴェーダなどインドの医療で用いられ、皮膚の病気や上気道、関節や消化器系の疾患に用いられてきました。中国でも薬として服用されてきました。

効果は主に、クルクミンによると考えられ研究が行われていますが、いずれの効果もどうもはっきりとしません。効果があるという調査結果とないという調査結果があり、確定的な判断ができない状態です。

安全面においては、カレーなどの食事で摂るのであれば摂取量は少なく問題は生じない、と多くの国の機関が考えています。しかし、抽出濃縮してサプリメントや液体アンプルとして摂取するのであれば話は別。ウコンを摂取して肝障害が報告された事例があること、血液凝固を抑制する成分も含むとみられることなどから、日本医師会が「**過剰摂取や長期摂取では消化管障害を起こすことがあります**」と注意喚起したことがあります。

○化学構造が変えられたサプリメントも

さらに厄介なのは、企業の動き。クルクミンは食べてもすぐにほかの物質に変わってしまい、体内での利用率が低い、とされています。そのため、食品やサプリメントの開発企業は、**クルクミンの化学構造を少し変えるなどして体内での利用率が高まるように技術開発に余念がなく、すでに製品化もされています。**これらの安全性確保は多くの場合、事業者任せです。

こうしたことから、フランス食品環境労働衛生安全庁は、胆道疾患のある人に対して、ウコンを主成分とするサプリメントを摂取しないように呼びかけています。また、**一部の抗血液凝固剤や抗がん剤などとの相互作用が起こり得るため、治療を受けている人が助言なくサプリメントを摂らないように、**とも伝えています。英国でも国の毒性委員会が検討中。米国のＮＣＣＩＨも、体内での利用率向上の技術開発が危害につながるおそれがあると指摘しています。

24

NMN（ニコチンアミドモノヌクレオチド）

老化を遅らせる効果が期待されているサプリメント

POINT

◎動物への大量投与実験で効果が確認された
◎ヒトでの効果は確実とは言えず、長期の大量摂取の安全性確認は不十分
◎海外では、粗悪サプリメントが出回っている

○老化の抑制に関わる遺伝子を活性化

老化を遅らせる可能性のある物質として最近、注目が一気に高まっているのが、ニコチンアミドモノヌクレオチド、通称ＮＭＮです。

ヒトの体は、外から摂取した化学物質を代謝して、エネルギーに変えたり体を構成する要素にしたり、さまざまな生命活動を行っています。その働きを促す「補酵素」（コエンザイム）というものも重要な役割を果たします。

補酵素の一つとして存在するのがニコチンアミドジヌクレオチド（ＮＡＤ＋）。加齢とともに体内で作られる量が減り、細胞や組織の機能低下と老化につながっているのではないか、と考えられています。そこで、ＮＡＤ＋を外から補給できたら、とだれしもが思うのですが、食べても吸収されません。そのため、ＮＡＤ＋の前段階の物質であるＮＭＮを補給すると、体内でＮＡＤ＋となり老化を緩和する効果があるのでは、と考えられるようになりました。ＮＭＮはとくに、サーチュインという老化の抑制に関わる遺伝子の活性化を促すことが、マウスを用いた試験でも確認されました。結果、「夢の長寿薬」などともてはやされるようになりました。

○米国ではサプリとしては販売禁止

ＮＭＮは、ブロッコリーや枝豆などに比較的多く含まれる、とされますが、１００ｇあたりわずか１㎎程度しか含まれておらず、微量なので効果が出るには至りません。そのため、企業が化学合成したり発酵により製造したりしてサプリメントにして販売するようになったのです。ただし、気になることもあります。まず効果は、細胞や動物実験では確認されましたが、ヒトでは確かな根拠がある、とは言えません。それに、長期に大量摂取したときの影響は不明確です。野菜に含まれる成分だから、というのは安全の根拠にはなりません。サプリメントによる過剰摂取で、悪影響が明らかになったビタミン類などもあるからです。ＮＭＮも、大量摂取試験が行われていますが、小規模な試験が多く、十分に検証されたとは言い難いと思います。

米国食品医薬品局は2022年、NMNについて医薬品としての研究が進捗中だとして、**ダイエタリーサプリメントの新規成分としては認めないことにしました。**この結果、米国ではNMNサプリは今のところ販売禁止です。

◯日本ではバブルの兆しだが……

一方、日本では従来、NMNの法的な取り扱いははっきりしていなかったのですが、厚生労働省が2020年、「医薬品的効能効果を標ぼうしない限り医薬品と判断しない成分本質（原材料）リスト」に収載しました。これにより、健康食品メーカーが相次いで参入し販売しています。

ただし、食品の効果は保健機能食品（特定保健用食品や機能性表示食品、栄養機能食品）以外は、容器包装に表示できません。**なおかつ、老化防止や若返りなどの言葉を用いて広告や宣伝をするのは薬機法**（医薬品、医療機器等の品質、有効性及び安全性の確保等に関する法律）**違反となります。**そのため、機能性表示食品として販売されている製品は、「肌の健康を助ける」「65歳以上男性の握力機能と椅子からの立ち上がり機能を維持」などと表示して販売しています。

それ以外の、効果を表示できないサプリメントは、「年齢に負けない」「エイジングケア」などの広告宣伝で販売しています。

新規の注目成分で、ヒトを対象とした効果や長期摂取の安全性を確認する多くの試験が世界で進行中のＮＭＮ。この物質を早々に取り入れるのか、慎重に様子を見てとりあえずは控えるか。販売価格が１日あたり１０００円から２０００円という非常に高価なサプリメントですから、摂るか摂らないか、生き方の哲学までもが問われている、ということなのでしょう。

なお、安すぎる製品にはご注意を。朝日新聞の調査によれば、**大手通販サイト楽天とアマゾンで売られていた7製品（1袋の価格が1000円〜5000円台）を調べたところ、2製品はNMNが検出されませんでした。**海外でもＮＭＮをほとんど含まない粗悪なサプリメントが多数出回っているとされています。

25

コンドロイチン硫酸
グルコサミンとセットだが、関節痛低減効果ははっきりしない

POINT
◎世界中で人気のサプリメント
◎科学的根拠は弱い
◎医薬品との相互作用に注意が必要

◯軟骨成分を補うとの触れ込みだが……

この成分もおなじみ。軟骨に含まれる成分の一つで、日本では、腰痛や関節痛などに効果がある「医薬品」としても販売されています。諸外国でも昔から、加齢に伴う変形性膝関節症の痛みを改善する、という効果が期待され、医薬品やサプリメントなどとして摂取されてきました。しかし、世界中の専門家が集まった権威ある団体「コクラン」が、多数の文献を収集し系統的に評価し一定の結論を出す「システマティックレビュー」を実施したところ、「6カ月未満

の摂取でわずかに痛みを改善する可能性がある」としか認められませんでした。6カ月以上の長期摂取の効果は不明です。

コンドロイチン硫酸と言えばグルコサミンとセットで摂るもの、というイメージがあります。グルコサミンも軟骨の成分です。両方を併用して摂取する試験が、世界中で多数行われてきました。これについては、米国立補完統合衛生センター（ＮＣＣＩＨ）が記事をまとめており、「効果ははっきりしない」としています。

そもそも、関節がすり減ってきているから食べて補う、という話は、わかりやすい一方でヒトの消化や代謝を無視しており、単純すぎます。しかし、関節痛に悩む人は非常に多く、コンドロイチン硫酸とグルコサミンの健康食品、サプリメントは依然として世界中で人気です。

日本の機能性表示食品は、機能性の根拠が低くても一定の条件を満たせば事業者の責任により機能性を表示できます。そのためか、コンドロイチン硫酸とグルコサミンについては多数の製品が、関節の違和感緩和、関節の悩み改善などの効果をうたい販売されています。安全性の観点では、コンドロイチン硫酸、グルコサミンともに、抗血液凝固剤のワルファリンを服用している人では、薬の効果が強化され出血リスクが大きくなる可能性がある、とみられており、注意が必要です。

コラム

サプリメントの落とし穴

２０２４年に起きた紅麹サプリメントによる事件は、紅麹菌の培養段階で青かびが混入し毒性物質を作ったのが原因ではないか、とみられています。青かびの混入を許してしまったのが大きな問題で、企業の衛生管理の責任が問われます。しかし、もう一つ、健康被害につながった要素があります。この機能性表示食品が「サプリメント」であったことです。

サプリメントは、錠剤やカプセル型、粉末などの形状の食品で、効果を期待される成分が抽出、濃縮されています。一般的な食品に比べ、特定の成分を簡単に効率よく摂れます。

しかも、健康効果をアピールしており、毎日摂取するもの、とほとんどの人に受け止められています。しかし考えてみれば、一般的な食品は実際には毎日は食べられていません。主食である米ですら、毎日は食べないという人が多いでしょう。パンやラーメンなども食べているのです。ところが、サプリメントになると急に、毎日食べるものになります。もともと成分を大量に含んでいるうえに毎日摂取。サプリメントは容易に過剰摂取に陥りがちです。

紅麹サプリも、機能性関与成分である紅麹ポリケチドを毎日摂取しているはずが、青かびの作った毒性物質を大量摂取することになり、健康被害につながった可能性が高い、と見られています。

図版15 内閣府食品安全委員会が「健康食品」について示した19のメッセージ（2015年）

「食品」でも安全とは限りません。

「食品」だからたくさん摂っても大丈夫と考えてはいけません。

同じ食品や食品成分を長く続けて摂った場合の安全性は正確にはわかっていません。

「健康食品」として販売されているからといって安全ということではありません。

「天然」「自然」「ナチュラル」などのうたい文句は「安全」を連想させますが、科学的には「安全」を意味するものではありません。

「健康食品」として販売されている「無承認無許可医薬品」に注意してください。

通常の食品と異なる形態の「健康食品」に注意してください。

ビタミンやミネラルのサプリメントによる過剰摂取のリスクに注意してください。

「健康食品」は、医薬品並みの品質管理がなされているものではありません。

「健康食品」は、多くの場合が「健康な成人」を対象にしています。高齢者、子ども、妊婦、病気の人が「健康食品」を摂ることには注意が必要です。

病気の人が摂るとかえって病状を悪化させる「健康食品」があります。

治療のため医薬品を服用している場合は「健康食品」を併せて摂ることについて医師・薬剤師のアドバイスを受けてください。

「健康食品」は薬の代わりにはならないので医薬品の服用を止めてはいけません。

ダイエットや筋力増強効果を期待させる食品には、特に注意してください。

「健康寿命の延伸（元気で長生き）」の効果を実証されている食品はありません。

知っていると思っている健康情報は、本当に（科学的に）正しいものですか。情報が確かなものであるかを見極めて、摂るかどうか判断してください。

「健康食品」を摂るかどうかの選択は「わからない中での選択」です。

摂る際には、何を、いつ、どのくらい摂ったかと、効果や体調の変化を記録してください。

「健康食品」を摂っていて体調が悪くなったときには、まずは摂るのを中止し、因果関係を考えてください。


内閣府食品安全委員会は２０１５年に健康食品についての報告書をまとめており、その中でサプリメントによる過剰摂取のリスクについても言及していました（図版15）。ところが残念なことに、紅麹サプリによって不幸な事件が起きてしまいました。

事件を受け、国はサプリメントの規制のあり方について検討を進めることを表明しています。

26

子ども向けサプリメント
食べさせたい場合は必ず医療関係者に相談を

POINT

◎小学生の7%が利用しているという報告がある
◎栄養素によっては過剰摂取の懸念がある
◎米国では10の注意点が公表されている

○スポーツに取り組む子どもの利用率が高い

子ども向けのサプリメントがドラッグストアや生協などでも販売されています。約5000人の小学生を対象とした調査で、サプリメント利用率が6・8%もあり、アミノ酸やプロテインなどが多く摂取され、スポーツに取り組んでいる子どもでより利用率が高い、ということもわかりました。

しかし、大人向けのサプリメントと同じ問題を子ども向けも抱えています。**何が足りないの**

図版 16　米国立補完統合衛生センターによる注意点の主な内容

1. 自然、ナチュラルは必ずしも安全を意味しない
2. サプリメントに対する法的な規制は医薬品に比べて厳しくない
3. 品質が低く、汚染物質が混じっている恐れがあり、ラベルと実際の量に食い違いが見られる場合がある
4. ほかの医薬品などとの相互作用や、意図しない副作用が起こりうる
5. 米国で毎年4600人の子どもがサプリメントにより救急室に来ている
6. ホメオパシーで用いられる物質の中には免疫を助けるという触れ込みのものがあるが、子どもを守るとする根拠が示されていない。予防接種が推奨される
7. 健康効果があるとされる不飽和脂肪酸の一種、オメガ3脂肪酸（DHA、EPAなど）のサプリメントでさえ、胃のトラブルなどを引き起こすことがあるし、小児科学会はマルチビタミンを推奨せずビタミン類は食事から摂る方がよい、としている
8. ボディビル用のサプリメントの中には、ステロイドなどが含まれるものもある
9. 急速な体重減少をうたうサプリメントの中には危険なものがある
10. 摂りたい場合は、医療関係者に効果とリスクについて相談すべきだ

かを科学的に確認せずに補給するのはやっぱり、過剰摂取の懸念があり、推奨されません。

身長を伸ばす効果をにおわせる広告宣伝と共に、カルシウムなどを含むサプリメントが子ども向けに多数売られています。しかし日本小児内分泌学会が「カルシウム製剤は骨を強くする作用がありますが、成長促進作用はありません」などと見解を公開しています。ドイツ連邦栄養センター（BZfE）は子ども向けのサプリメントについて「一般的に不要である」とする見解を2024年、公表しました。やはり過剰摂取の懸念を強く訴えており、グミやキャンディーの形で市販されていることも批判しています。

サプリメント先進国とされる米国でも、国立衛生研究所の中にあって代替医療などを研究している国立補完統合衛生センター（NCCIH）

が子どもとティーンエイジャーのサプリメント摂取について10の注意点を公表しています（図版16）。

第3章

Part 3

「健康に悪い食品」は本当に悪いのか？

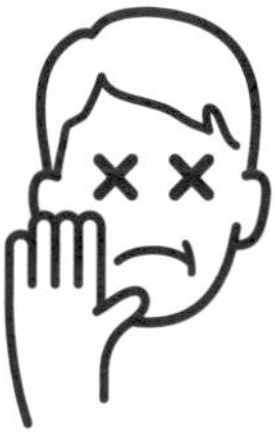

27

中国産食品

輸入量は最大。日本の食卓を支えている

POINT

◎国産と輸入食品、基準は同じ
◎中国産の違反率は、輸入食品の平均よりも低い
◎過去に問題が多発したため、対策がむしろ厳しい

○問題多発によりイメージ悪化

輸入食品の基準は緩く、国産食品の方が安全……。そう考えている人が少なくないようです。しかし、輸入と国産で基準は同じ。外国で作られてきた食品も輸入されて国内に入ったら、国産と同じ基準をしっかり守らないといけません。

輸入食品の中でとくにイメージが悪いのは中国産です。それも無理からぬこと。中国産食品は2000年代初頭、冷凍ほうれん草に大量の農薬が残留していたり、うなぎから発がん性の疑

いがある抗菌剤が検出されたり、さまざまな問題が起きました。２００８年はじめには、中国産餃子を原因とする薬物中毒事件が発覚。工場で従業員が故意に農薬を投入していました。中国産に対する不安が高まり、週刊誌などで盛んに報道されました。

でも、**中国は日本の輸入相手国としてもっとも大きく、輸入件数の3〜4割を占めています。水産物やその加工品が多く輸入されているほか、そば、あずき、野菜、きのこ、さまざまな農産加工品も大量に入ってきています。**中国なしでは、日本の食卓は成り立ちません。

○中国側にとっても日本は重要

中国にとっても日本は大事な〝お得意様〟です。そのため、中国政府は規制を強化し安全性の改善に取り組みました。また、中国側と取引する日本の輸入商社や食品メーカー、生協なども、中国側の生産者や加工事業者などの指導や製品検査などに取り組みました。問題が生じると日本企業や生協自体の大きな損失やイメージダウンにもつながるので、日本側も必死です。厚生労働省や自治体の検査も、中国に対して厳しく行われるようになりました。

これらの結果、**中国産食品の安全性は高まり、厚生労働省の輸入食品検査での違反率は、他国も含めた平均違反率よりも低くなりました。その状況が10年以上続いています**（図版18）。

図版 17　**輸入食品の対策**

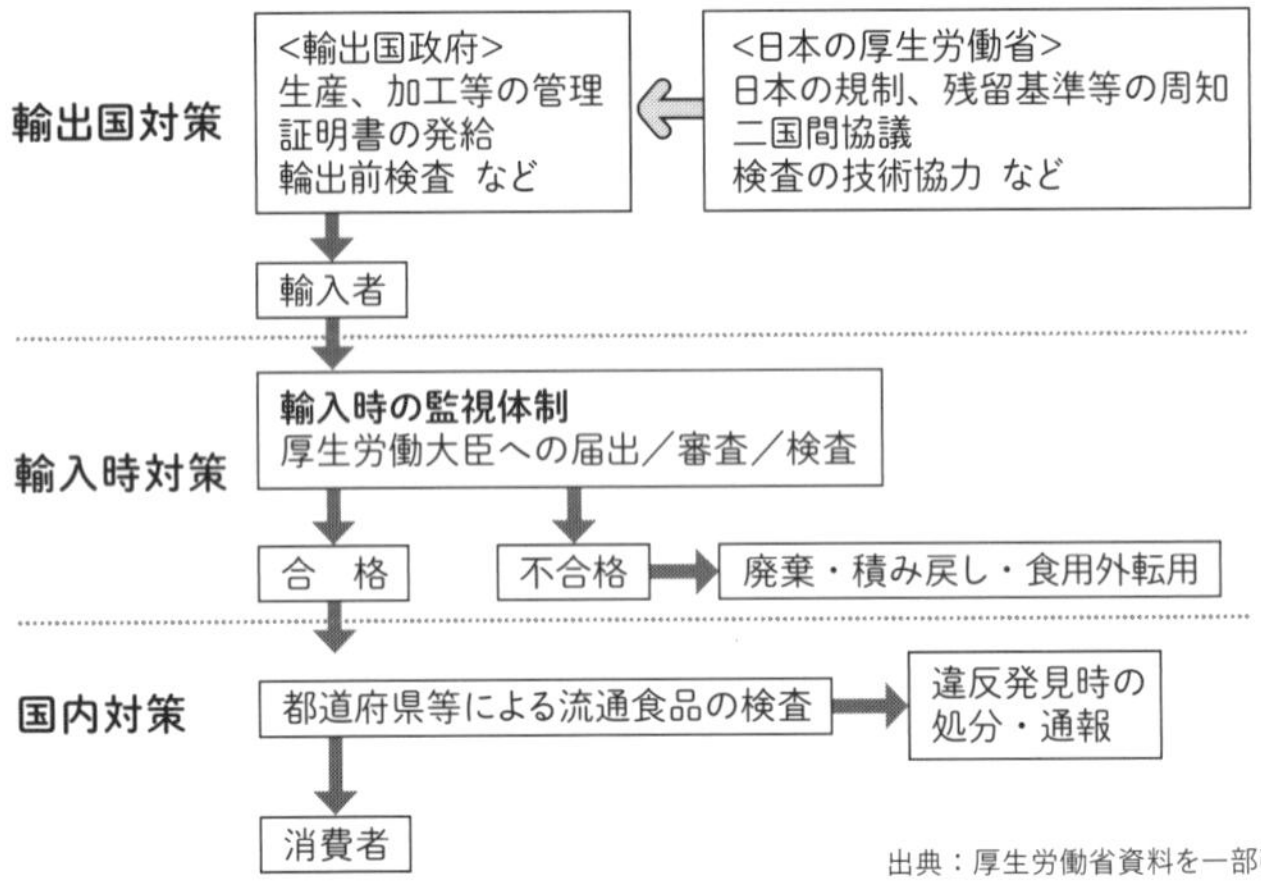

出典：厚生労働省資料を一部改変

○日本の自給率は38％しかなく、輸入食品も大切

輸入食品については現在、輸出国段階と輸入時、国内の流通時という3つの段階で安全確保策がとられています（図版17）。輸出国政府が日本向けの生産や加工などを指導したり証明書発給などをしており、日本の厚生労働省も相手国と協議して対策を講じたりしています。輸入時には、厚生労働省が「輸入検疫」として事業者に書類を提出させチェックし、検査もしています。国内では、都道府県などが店頭の食品を検査するなどして、違反品を見つけています。

これらの調査結果などを見る限り、**国産食品と輸入食品に安全性の違いはありません。**

私は餃子事件の後、何度か中国を訪問して、

図版18 輸入食品の違反率推移

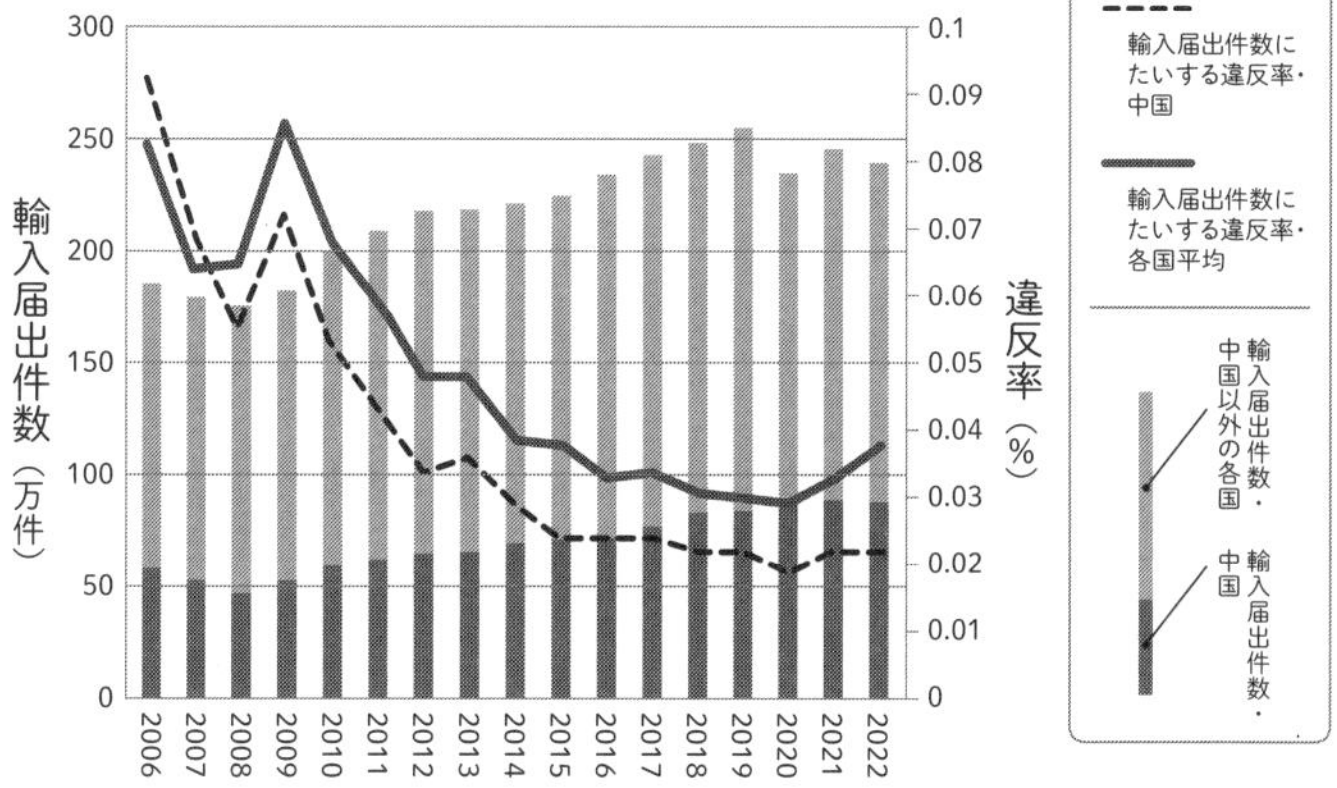

厚生労働省統計より作図。中国産が届出件数に占める割合は年々増加し、現在は4割弱に至っている。一方、違反率は以前は高かったが2008年には逆転し、以降は輸入食品全体の平均違反率を下回っている

日本向け野菜の栽培地や冷凍加工工場などを視察しましたが、日本国内の工場よりも安全管理のレベルは上、と思うことがしばしばありました。中国人と日本人が共同で取り組んでいるのです。

日本の食料自給率はカロリーベースで38％しかありません。日本で休耕地を農地に変え生産をがんばったところで、日本の1億2000万人強の食品生産をまかなうにはまったく足りません。水産物も十分な量はとれません。輸入食品、中国産食品も、日本人の食卓を助けてくれる大切なパートナーです。偏見のない目で見てゆきましょう。

28

遺伝子組換え食品

安全性は確保されているので、大丈夫

POINT

◎国が安全性を審査している

◎日本人は年間2000万t以上を利用し、食べている

◎油や醤油に組み込まれた遺伝子やその産物は残っておらず、表示義務はない

○大豆やとうもろこしで品種改良

遺伝子組換えは、品種改良の技術です。植物や微生物が持つ遺伝子を、別の植物に組み込んで新しい性質を付加したり、微生物に導入して有用な物質を効率よく作らせたりします。

遺伝子組換えにより特定の除草剤に耐性を持つようになった作物は、その除草剤をかけられても枯れません。種まきをして大きく育っている途中でその除草剤を散布すると、雑草は枯れますが作物は生き残りすくすく育ちます。これにより、雑草を抜く手間が省けます。

害虫を殺す物質を作物の体内に作るように遺伝子組換えした作物もあります。害虫は作物を少しかじって死ぬので、害虫の被害が減ります。遺伝子組換えにより作物の中で作られるようになった物質が、害虫の消化管内の受容体と結合し殺虫効果を示すのです。**ヒトがこの物質を食べても、ヒトの消化管内では分解されず受容体もないので、なんの害もありません。**

○遺伝子組換えの現状と背景

遺伝子組換えされた大豆やとうもろこし、なたねなどは、米国やカナダ、ブラジルなどで大量に栽培されています。小麦については、除草剤耐性と干ばつ耐性が付加された品種がアルゼンチンで商用化されていますが、日本には輸入されていません。

そのほか、遺伝子組換えされた微生物が、酵素の製造に用いられています。酵素は食品添加物として使われています。遺伝子組換えされた微生物自体は酵素の製造過程で取り除かれ、食べられているわけではありません。

遺伝子組換え技術はもともと、医薬品の世界で利用が進みました。ヒトのインシュリンや成長ホルモンなど、遺伝子組換え微生物が作っている医薬品が多数あります。たとえば、糖尿病患者に投与されるホルモンであるインシュリンは、以前は豚から取られ使われており、高価でした。そのうえ豚のインシュリンはヒトのインシュリンと少し異なるため、副作用もありました。しかし、1970年代にヒトのインシュリンが遺伝子組換えされた微生物で生産されるようになって、大勢の糖尿病患者が安く高品質のインシュリンを得て救われました。

◯食品安全委員会などが審査している

微生物の遺伝子を植物に組み込むなどと聞くと、ギョッとする人もいるかもしれません。これが可能なのは、遺伝子を構成しているDNAが、どの生物でも共通だからです。遺伝子の違いは、DNAに含まれる塩基の配列により生じます(図版19)。ただし、ヒトとほかの生物が共通に持っている遺伝子も多数あります。**生物の進化の歴史の中でも、ある生物の遺伝子が別種の遺伝子に入る、というような自然の遺伝子組換えが多数起きてきたようです。**

こうした研究も踏まえ、遺伝子を別の種の生物に導入する遺伝子組換えが行われています。どんな遺伝子がどこに入って何を作るか、ケースによってまったく異なります。場合によっては毒性物質やアレルゲンが生産される可能性もあるので、日本では、内閣府食品安全委員会や農林水産省、消費者庁などが審査し、組換えされていない品種と同等に安全と評価したものだけを認める仕組みとなっています。

図版19　DNAや遺伝子の構造

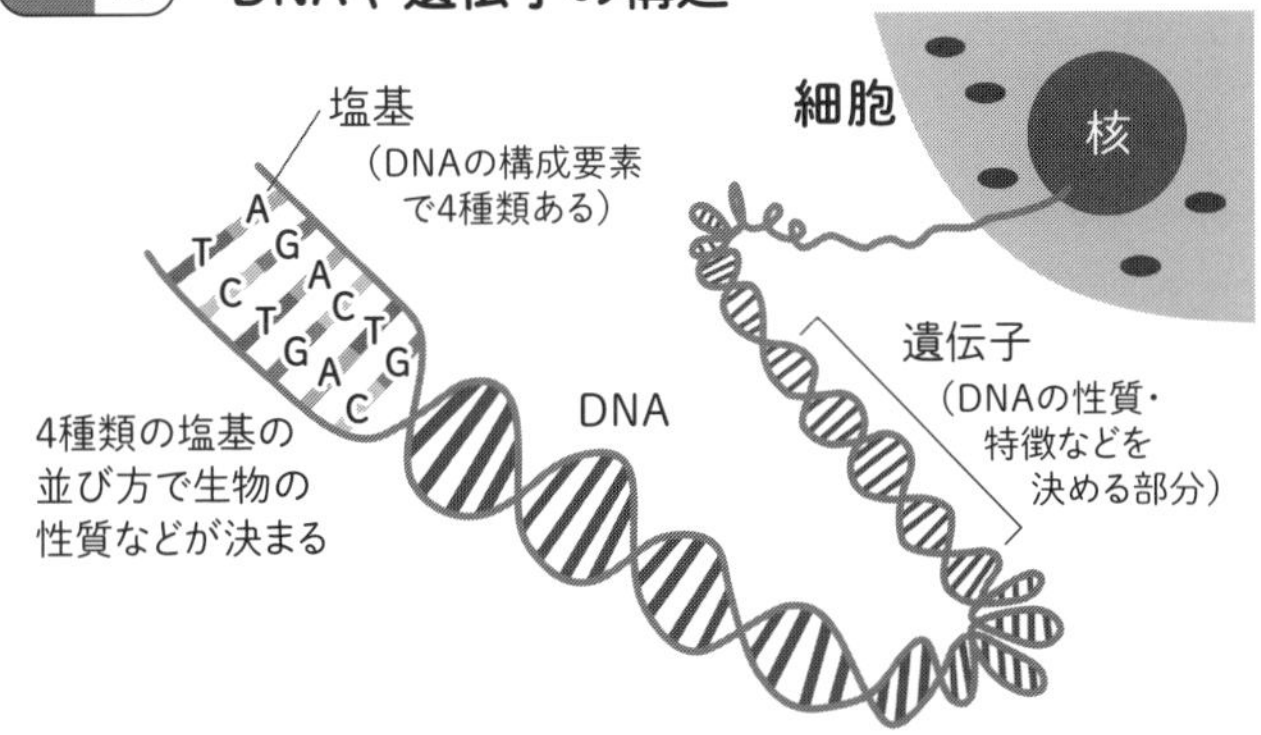

DNAは糖とリン酸、塩基からなる化合物で、糖とリン酸が交互に結合して1本の鎖を作り、2本の鎖の塩基同士が結合して二重らせん構造を作っている。構造は全ての生物で同じだが、塩基が4種類あり、その配列が生物の種により異なる。DNAの鎖のところどころに遺伝子があり、その塩基配列がたんぱく質を作るための遺伝情報となっている（農林水産省資料をもとに作図）

○健康に関連する事故はゼロ

遺伝子組換え食品を、そのまま販売したり加工食品の原材料として製造販売する際に日本では、原則として「遺伝子組換え」と表示して販売することが義務付けられています。対象は大豆やとうもろこし、なたね、パパイヤなど9農産物と、それを原材料とした33加工食品群（豆腐や納豆、豆乳、コーンスナック菓子など）です。昔は、「遺伝子組換えでない」という表示が豆腐や納豆などでよく見られました。しかし、現在は表示の規制が厳しくなり、遺伝子組換え品種と分別して運び加工するなどしたうえで、検査などにより「遺伝子組換えの混入がない」と確認されたものでないと「遺伝子組換えではない」という表示はできません。輸入運搬や工場で「うっかり組換え大豆が1粒入ってしまった」というようなことも許されなくなり、「遺伝子組換えでない」という表示の製品はめっきり減りました。

○表示義務のない食品

一方、**油や液糖、醤油などは、原材料として遺伝子組換え品種を用いていても表示義務はありません。**油や液糖には、組換えされた遺伝子や、その遺伝子からできたたんぱく質などが含まれておらず、検査で遺伝子組換え原材料を用いたかどうか判断できません。醤油は、発酵工程で遺伝子やたんぱく質の分解が進んでおり、これも検査では判別できません。こうしたことから、表示義務は課されていないのです。

日本の食品メーカーは、「遺伝子組換えは消費者に好まれていない」と理解しています。そのため、用いた場合に「遺伝子組換え」と表示しなければならない豆腐や納豆などの食品については気をつけ、原材料として遺伝子組換え品種を用いないようにしています。一方、油や液糖、醤油など表示が必要でない食品製造には用いています。

また、とうもろこしや大豆、なたねなどの絞り滓は、飼料として動物に大量に与えられていますが、その動物の肉なども遺伝子組換え品種で育てられていることを表示する必要がありません。そのため、日本人は知らない間に２０００万ｔを超える遺伝子組換え作物を輸入し、直接的に、あるいは肉や卵などとして間接的に食べている、ということになります。

遺伝子組換え食品が人々に食べられるようになってもうすぐ30年になり世界で利用されていますが、健康影響をもたらす事故は1件も起きていません。厳しい審査が効果を発揮しているのでしょう。神経質になる必要はないだろうと考えます。

29

うま味調味料

安全の問題はなく、味覚も損なわれない

POINT

◎主成分は昆布のうま味、グルタミン酸ナトリウム
◎糖蜜を発酵させて作られている
◎安全性は、国際機関などで確認されている

○明治時代に東大教授が発明した

うま味調味料で最も有名な製品名は「味の素」でしょう。昆布のうま味成分の研究をもとに作られた食品添加物で、さまざまな加工食品に用いられていますし、家庭でも用いられています。「いえ、我が家は使っていません」と言われるかもしれませんが、粉状のだしの素や液体だし、めんつゆなどは使っているのでは？　実はこれらの製品の多くにも、かつおぶしや昆布などと共にうま味調味料が使われているのです。パッケージの添加物欄に、調味料（アミノ酸等）

として記載されています。これら以外の多数の加工食品にも用いられています。

100年以上前に、池田菊苗・東京大学教授が昆布を研究していて、グルタミン酸がうま味の素であり、ナトリウムと結合させるとうま味が強くなり扱いやすくなることを見出しました。池田教授は英国に留学した時に日本人の体格が貧弱であることに気づきます。そこで、食事をもっとおいしくたくさん食べられるように、と研究してグルタミン酸ナトリウムの製法を発明しました。特許庁は、池田教授を日本の十大発明家の一人に選んでいます。

○減塩にも役立っている

国内外で用いられるようになったグルタミン酸ナトリウム。ですが1960年代、米国の医師が「グルタミン酸ナトリウムの大量摂取で頭痛や顔面紅潮などの症状が起きた」と報告し「中華料理店シンドローム」と名付けられました。

しかし、多くの研究でこの症状は否定されています。国連食糧農業機関（FAO）と世界保健機関（WHO）が合同で設置している「食品添加物専門家会議」（JECFA）も、**摂取の上限量を定める必要がない、**と判断しています。

○化学調味料という名称が変化した理由

複数の企業が、グルタミン酸ナトリウムやしいたけ、かつおぶしなどに含まれるほかのうま味成分を混ぜた白い粉状の調味料を製造しています。各社は共同で「うま味調味料と呼んでほしい」と運動を続け、現在ではこの名称が定着しています。

うま味調味料は昔、化学調味料と呼ばれていました。NHKが、味の素という製品名を使えないために１９６０年代に命名したようです。当時は「化学」という言葉がよいイメージで使われていました。**ところが、公害などにより化学という言葉のイメージが悪化し、中華料理店シンドロームの話などとも合わさって「化学調味料は体に悪い」という情報になってしまった、と考えられています。**

最近は、料理研究家の中でも堂々と使う人が出てきました。**安全性になんの問題もないですし、舌が慣れてしまう、というのも俗説です。**食事のうま味が多めだと減塩されていても満足感につながりおいしく食べられる、という調査結果も多くあり、病院や高齢者施設でもうま味調味料を積極的に利用するところが増えてきているそうです。

コラム

食塩の摂り過ぎが大きなリスク

日本人が食生活で注意すべきは、なんといっても食塩の摂り過ぎだと私は思います。高血圧や慢性腎臓病につながりますし、胃がんリスクも上げる、とされています。食塩は、食品を保存するために非常に重要であり、漬物や干物、さまざまな加工食品に大量に使われていました。戦後すぐの調査で、成人の男性が平均して1日20gの食塩を摂取していたことが報告されています。

ところが、食品添加物が用いられるようになり、冷蔵庫や冷凍庫も普及して食品の保存性は上がりました。食塩過多が健康に悪いことも広く知られるようになって減塩が進み、2022年の国民健康・栄養調査によれば、成人平均の食塩摂取量は9・7gとなっています。

ただし、世界保健機関（WHO）が推奨しているのは1日5g未満。また、日本人の食事摂取基準2025年版でも目標量は成人男性で7・5g未満、女性で6・5g未満です。国民健康・栄養調査の結果は調査された人の過少申告によるもので、2013年に実施された尿調査の解析によれば、成人男性は平均して1日14gもの食塩を摂っています。減塩は、やっぱり強力に推し進める必要があります。塩分が多いのは麺類。ラーメンで食塩が1杯7g以上ある、というのはざらです。もったいないですが、麺類のだし、スープは残しましょう。若い人は、醤油や味噌など塩気の強い調味料からだけでなく、マヨネーズやドレッシングなどからも食塩を意外に多く摂っています。注意しましょう。

30

保存料
科学的にリスクの懸念はないことを知ろう

POINT

◎リスクの懸念はない
◎保存料が使われた加工食品は、容器包装に表示してある
◎保存料の代わりに使われる添加物は、効果が薄い場合が多い

◯食の安全を守るために使われている

保存料というと、それだけで悪いもののように捉える人もいるようです。しかし実際には、食の安全を守り品質を維持するのに役立っています。

保存料は、菌を殺すような効果は持っておらず、菌が分裂して増えてゆくのを抑える効果を持っています。食中毒を引き起こす細菌はさまざまありますが、どれも数個程度の菌を口にする程度では発症にはいたらず、もっと多くの菌を食べることで発症します。そのため、食品中

で菌の増殖を抑えることが、食中毒防止にはとても重要なのです。

また、品質の劣化や腐敗につながる菌、かびや酵母などの増殖を抑える効果もあるので、加工食品のおいしさが長持ちします。

○安全性が確認されている、さまざまな保存料

保存料にも種類があります。かまぼこやハム、チーズ、漬物、ジャムなどに使われるソルビン酸やソルビン酸カリウムは、海外でもよく使われる保存料。ナナカマドの果実にも含まれている物質です。安息香酸や安息香酸ナトリウムも世界で用いられている保存料です。しらこたんぱく抽出物は、サケのしらこから抽出したたんぱく質ですが、魚肉練り製品などに用いられます。ほかにもさまざまな種類があり、使われたときには、容器の原材料名・添加物名のところに、物質名（保存料）と記載されます。安全性をどう確認しているかは、P.145のコラムも参照してください。

○保存料から（効果の薄い）添加物へ

このように、安全性には何ら問題がないにもかかわらず、「保存料はよくないもの」という消費者の先入観はなくなりませんでした。そのため、20年ほど前からメーカーの間で、表示に

（保存料）という言葉が入るのを避けようと、ほかの抗菌性のある添加物を使う傾向が強まりました。

酸味料やpH調整剤など、保存料のほかにも抗菌性を持つ添加物はあります。これらは、ピクルスなどが食酢の酸性の強さを利用して食品を日もちさせるのと同様に、食品の酸性度を調整して保存性を高めます。しかし、**これらの代替の添加物は効果が保存料より弱いので、どうしても使用量が多くなりがちです。**

私だったら、「保存料という記載がない代わりに添加物を多く含む加工食品」より、「保存料を微量、適切に使ってきちんと表示してある製品」を購入しますが、みなさんはどうですか？

コラム

農薬や添加物は、なぜ安全といえるのか

農薬や食品添加物は化学物質の一種であり、どれくらい摂取するかによって体への影響が大きく変化します。そのため、安全性の確認は、非常に慎重な手続きによって行われます。

まず、複数の動物に食べさせる試験を行って、「その動物が毎日食べてもどこの臓器や体の部位にも悪影響が認められない、体重1kgあたりの量」を求めます。このとき、通常はマウスやラットというネズミの仲間などを用いて試験をします。この量を「無毒性量」と呼びます。もちろん、この動物の無毒性量をそのままヒトに当てはめるわけではありません。動物たちが平気な量でも、ヒトには害があるかもしれないからです。また、ヒトには個人差もあり、反応の程度も異なるはずです。そのため、無毒性量の100分の1の数字を通常、ヒトの許容一日摂取量（ADI）とします。これは、一生涯、毎日食べても体への悪影響が出ない量です。

科学者たちがさまざまな試験を重ねながら時間をかけて構築したこのやり方の信頼度は高く、どの国でもこの方法がとられています。

各国政府は、国民が1日にさまざまな食品を食べ水を飲んでも、トータルの推定摂取量がこのADIを超えないことを確認したうえで、各食品における農薬や食品添加物の基準、栽培時の農薬の使ってよい作物、使い方、使う量や、食品加工時の添加物の使い方など、ルールを非常に細かく定めています。

31

甘味料
人工合成だから悪いわけではない

POINT

◎甘みは砂糖の数百倍あり、カロリーゼロ飲料などに用いられる
◎古い情報や不確かな情報が更新されていない
◎科学者は、甘味料入り飲料より水がよいという点で意見一致

○1日の摂取量は科学的許容量の1％を下回る

食品に甘味をつけるものとして、食品と食品添加物があります。食品は、砂糖やはちみつ、とうもろこしのでんぷんを糖化した異性化液糖（ブドウ糖果糖液糖などとも呼ばれます）、コメやじゃがいものでんぷんを糖化した水飴など。食品添加物としての甘味料は、サッカリンやアスパルテーム、アセスルファムカリウム、ステビアなどがあります（図版20）。

異性化液糖はとうもろこしから作られ清涼飲料水などに用いられているためか、添加物扱い

図版20　甘みをつける作用を持つ主な食品と添加物

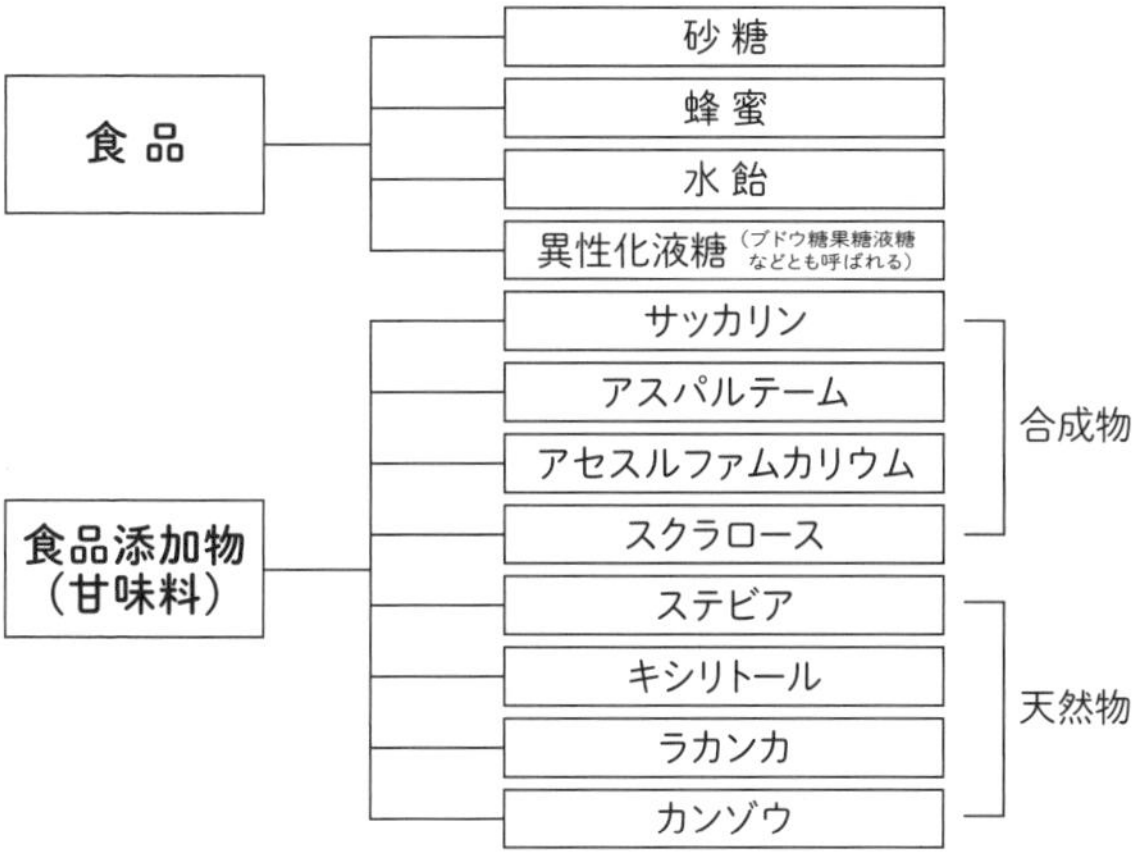

されることがありますが、**日本古来の水飴などと同じ糖類です。**一方、添加物の甘味料は、砂糖の数百倍の甘さがあるのが普通で、ごく少量で甘くなるため、カロリーゼロや少なめの飲料によく用いられ、糖尿病患者向けの食品としても売られていたりします。甘味料は、人工合成だから悪いとか天然だから体にやさしい、というような性質はありません。ほかの添加物と同じように動物試験などの結果をもとに許容一日摂取量（ＡＤＩ。前コラムも参照）が設定されて、使い方などが決められています。**厚生労働省が一日摂取量を調査していますが、どの甘味料もADIの1%にも満たない摂取量しかありません。**

ところが、甘味料は危ない添加物としてしばしば取り上げられます。情報の混乱があるようです。

○サッカリン

たとえばサッカリン。発がん性があるとされ、多くの国で使用禁止になったのに日本では使われている、と言われたりしますが、情報が古すぎます。たしかに、1960年代に発がん性が疑われましたが、動物実験で大量に投与した結果、サッカリンが膀胱の中で結晶化し、それが膀胱を傷つけてがんにつながっている、というメカニズムが1980年代には明らかになりました。**サッカリンは砂糖の500倍の甘さがあるので、ヒトが大量摂取することはあり得ません。**そのほかのさまざまな試験でも問題点は見当たらず、現在は日本だけでなく米国やEUなど多くの国で使われています。

○アスパルテーム

アスパルテームも発がん性を訴える研究グループがあり、国際がん研究機関は「ヒトに対して発がん性がある可能性がある」と判断しました。そのため、書籍などでも非難の的。しかし、国連食糧農業機関（FAO）と世界保健機関（WHO）が合同で設置している食品添加物専門家会議（JECFA）は2023年、「**ヒトに有害な影響を与える確たる根拠はない**」と判断し、過去に決めたＡＤＩを維持しました。つまり、一日の摂取量がＡＤＩを超えなければ安全は守られる、ということです。実際に、世界各国で国民の平均的な摂取量はＡＤＩを超えないことが報告されています。

○甘味料入り飲料より、水がよい

最近注目されているのは、甘味料が腸内細菌を乱し血糖値に影響する、と仮説を打ち出した学術論文。研究が進められていますが、この仮説をめぐっては賛否両論です。多くの科学者が主張するのは「甘味料を用いた飲料より、水を飲んだ方がよい」ということです。「甘味料を捨てて砂糖に戻れ」という根拠はありません。

32

超加工食品

短所もあるが、食品衛生の優等生で価格も安い

POINT

◎一般に、工場で加工され砂糖や脂質が添加された食品を指す
◎大量に食べている人たちは健康リスクが高い、とする論文が多数ある
◎日本人の超加工食品摂取の割合は、他国に比べて低い

○分類が科学的ではない

超加工食品という言葉が最近、よく聞かれるようになりました。超加工食品は、大量生産された食品で糖分や脂質を大量に含み食品添加物を多く用いている。死亡リスクを上げ肥満や心血管疾患などにつながりやすい。だから、超加工食品は食べてはいけない。ファストフードなどとんでもない、なるべく手作りに……。

でもなんだか、怒られている気分。納得できません。だって、必死に働いて時間のない母親

図版21 超加工食品のNOVA分類

グループ1 **非加工、あるいはわずかに加工した食品**	未加工や食べられない部分を取り除いた野菜や肉、魚、卵、穀物、豆、水など 主に食品の保存性を上げるために、乾燥や粉末化、焼く、冷凍などの加工をしたもの。食塩や砂糖などは添加していない。乾燥フルーツ、冷凍フルーツ、砂糖を加えていないグラノーラ、パスタなど
グループ2 **加工された料理材料**	グループ1の食品に分離、精製など工業的な加工を施したもの。保存性を上げるための添加物を含むかもしれない 圧搾抽出された植物油、バター、砂糖、食塩など
グループ3 **加工された食品**	グループ1やグループ2の食品を用いて加工された缶入りや瓶詰めなどの野菜、果物、豆製品 塩や燻製などで加工された肉、シロップ煮の果物、新鮮で包装されていないパンやチーズなど
グループ4 **超加工された食品**	低コストで長期保存できることを目的に工業的に加工された食品。高果糖コーンシロップ、水素添加油脂、着色料、香料、乳化剤、甘味料、保存料などが使われている ソフトドリンク、アイスクリーム、スナック菓子、大量生産され包装されたパン、バーガー、ホットドッグ、インスタントヌードルなど

出典：FAO・Ultra-processed foods, diet quality and health using the NOVA classification system

は、加工食品を利用するし、早く食べられ比較的安いファストフードだって、利用せざるを得ません。それをダメと言うのは、忙しい親たちにとって酷ではないでしょうか。

それで、超加工食品について調べ始めたのですが、すぐに変だと思いました。そもそも、定義が科学的ではないのです。一番よく使われるのは、ブラジルのサンパウロ大学の研究者が開発した「NOVA分類（図版21）」。食品を4グループに分けるもので、2019年に公表されました。

この分類表を見れば、分類が恣意的な部分を含むことはおわかりでしょう。まったく同じ材料を用いたパンやチーズが、工場製で包装されていればグループ4の超加工食品、まちのベーカリーやチーズ工房だとグループ3になります。

日本の納豆や豆腐は、大豆を加工し豆腐の場合には添加物を用いているので、おそらくグループ３。工業的な大量生産とみなされればグループ４です。**日本には、かまぼこや漬物など、食品添加物も少し用いて原材料を加工しおいしく仕上げてくれる工場も多数ありますが、それらはこの定義ではすべてグループ４でしょう。**

海外でこのＮＯＶＡ分類を用いた研究が多数行われ、摂取量別に解析されて、超加工食品を摂取している層は健康リスクが高い、というデータが続々と出ています。そして、栄養の偏りや加工の程度、添加物の使用などが、リスクの上昇にどの程度寄与しているのかがまったく検討されないまま、「工場生産が悪い」「添加物が悪い」という話につながっているのです。

○米国では批判されている

面白いことに、このＮＯＶＡ分類による研究はＥＵでは盛んな一方、米国では批判的な見方が強いようです。米農務省（ＵＳＤＡ）は２０２３年、１日の食事のエネルギーの91％をグループ４の食品で占めるという献立を作って、発表しました。超加工食品の組み合わせでも、栄養学的にバランスのよい１日２０００kcalの食生活を達成できますよ、というわけです。**超加工食品というインパクトのある言葉に惑わされずに、科学的に食品を選ぼうね、**と農務省が国民にメッセージを送ったのです。

日本国内では、東京大学の研究グループが、ノースカロライナ大学の研究グループによるＮＯＶＡ分類を改良した分類法を用いて、日本人の食事パターンを解析。２０２３年に発表しています。

それによると、日本人の摂取総エネルギーに占める超加工食品の割合は28％でした。米国が58％、英国が57％で、日本はフランスやベルギーなどより少し低い割合でした。米国人だけを対象に同じ分類法を用いて解析した研究で、**超加工食品の多い層ほど糖類の摂取量が多く、食物繊維やたんぱく質の摂取量が少ないことも明らかとなりました。**やはり、栄養の偏りがあるようです。

○食品衛生や価格の観点から見ると、ちがう評価が見えてくる

日本での調査研究を著した論文の共著者の一人、佐々木敏・東京大学名誉教授が月刊誌「栄養と料理」２０２４年4月号で、興味深いことを書いていますので、引用しましょう。

佐々木名誉教授は、超加工食品の栄養学的短所として「精製度の高さ」と「砂糖または脂肪の添加」を指摘する一方、長所もある、とします。**加工度の低い食品に比べて腐敗しにくく、異物混入のリスクも低く、食品衛生の優等生。また、安く、広く、安定的に食品を供給できる。**

料理のわずらわしさから私たちを解放してくれる……。
価格の指摘はとても重要だと私も考えます。加工されていない食品は意外に高く、しかも食べられるようにするのに、電気とガス代、時間もかかります。それはイコール食のコストです。そんな〝ていねいな暮らし〟にあこがれても、難しいのが現実。工場は、大量の食品を扱うことで一個当たりのコストを著しく下げ、すぐに食べるように加工してくれている、とも言えるのです。

佐々木名誉教授は、「超加工食品のプラス面とマイナス面をていねいに比べて賢く利用したい」と書いています。今後も、超加工食品についての研究をもとにセンセーショナルな報道が続くかもしれません。わかったことを両面から見て、私たちの食生活に役立てましょう。

33

マーガリン
トランス脂肪酸を理由に買わないのはナンセンス

POINT

◎植物油や乳化剤などから作られている
◎日本の市販マーガリンの多くは、トランス脂肪酸をほとんど含んでいない
◎バターかマーガリンか、ではなくバランスのよい食生活を

○トランス脂肪酸は健康に悪い

マーガリンは昔、動物性食品であるバターより体によい、とされ、安価でもあったためよく食べられてきました。しかし、トランス脂肪酸を多く含み健康に悪影響があるという見方が1990年代に高まり〝悪もの〟になってしまいました。バターとマーガリン、どちらがよいのでしょうか？

マーガリンが健康に悪いとされる理由はトランス脂肪酸です。この脂肪酸は主に、液状の植

物油に水素を添加し固形に加工するときにできます。ケーキや揚げ物などに使われるショートニングやマーガリンに多いとされていました。

研究の結果、トランス脂肪酸を多く摂り過ぎると心臓疾患のリスクが高まるとされ、世界保健機関（WHO）は総エネルギー摂取量の1％未満にするように、との見解を示しています。米国では、トランス脂肪酸を含む水素添加された油脂の使用が禁止されています。他国でも厳しく同様の措置を講じているところが多数あります。ところが、日本ではこのような法的規制がありません。そのため、「日本ではトランス脂肪酸は野放し。政府は緩すぎる」と非難されています。でも、日本で規制がないのは科学的な理由があります。

○日本でマーガリンが問題視されていない合理的な理由

まず、日本人はそれほど大量のトランス脂肪酸を摂取していません。内閣府食品安全委員会が2013年に公表したトランス脂肪酸の食品健康影響評価で、日本人の平均的なトランス脂肪酸摂取量は総摂取エネルギー量の約0・3％と推定しています。

つまり、WHOの指標値にはほど遠く、通常の食生活では健康への影響は小さいとみられるのです。米国人のトランス脂肪酸平均摂取量は総エネルギーの2・2％と報告されていたので、単純に比較して「米国よりも緩い」と憤っても仕方がありません。

加えて、飽和脂肪酸の問題がありました。製品調査で、**メーカーが食品中のトランス脂肪酸の低減に努めると、飽和脂肪酸の含有量が増える傾向があることがわかりました。**飽和脂肪酸も多く摂り過ぎると心臓疾患のリスクを上げます。「日本人の食事摂取基準2025年版」では、飽和脂肪酸の摂取目標量は、総エネルギー量の7%以下、とされています。ところが、日本人の摂取量の分布では、ちょうど中間あたりにいる人たちで7〜8%程度を摂っています。**つまり、半数以上の人が飽和脂肪酸の摂り過ぎです。**他国のように、トランス脂肪酸に厳しい基準値を設けたり禁止措置を講じたりすると、飽和脂肪酸の摂取量が増え健康に害を及ぼすことが懸念されました。

そのため、日本政府は基準値を設けることなどはせず、事業者にトランス脂肪酸と飽和脂肪酸両方の含有量を下げるような原材料の工夫、技術開発を求めました。

○現在、トランス脂肪酸はわずか

マーガリンメーカーも、トランス脂肪酸と飽和脂肪酸の低減に努めています。大手メーカーによれば、2004年のマーガリン製品におけるトランス脂肪酸含有量は、製品10gあたり0・8gでした。しかし、原料に水素添加油脂を使わずに済むような技術開発により、2021年には0・05gにまで減っています。**マーガリン10gを食べることによるトランス脂肪酸摂取**

は、成人男性の総エネルギー摂取量の約0・02%程度にしかなりません。飽和脂肪酸の摂取量は、総エネルギー量の1%弱です。

では、バターはどうなのか？　バターの半量は飽和脂肪酸です。成人男性がバター10gを食べると、バターの飽和脂肪酸だけで総エネルギー摂取量の2%を摂ることになります。加えて肉や乳製品など飽和脂肪酸の多い食品を摂っていれば、簡単に7%という目標量を突破してしまいます。

トランス脂肪酸と飽和脂肪酸の心臓疾患への影響の強さも含めて考えてみても、トランス脂肪酸を心配してマーガリンをバターに替える、という行為は、多くの人にとってむしろ健康に悪いかもしれません。結局のところ、バターとマーガリンのどちらがよいか、と単品で比較するのは意味がなく、1日の食事でほかの食品も含めてどう食べるかが大切です。

こうした油脂類は、食事や菓子などに大量に含まれています。10年ほど前、総摂取エネルギーにおけるトランス脂肪酸の割合が多いのは、菓子の好きな若い女性である、という意外な調査結果が出たこともあります。マーガリンを危険視するのではなく、バランスのよい食生活を心がけましょう。

34

ゲノム編集食品
従来食品と同等に安全とみられている

POINT

◎生物のゲノムの狙った場所を切り品種改良する
◎すばやく品種改良できる新技術
◎温暖化対策の面からも注目されている

◯2〜3年で新品種ができる

遺伝子組換えは、植物や微生物等が持つ遺伝子を、他の植物や微生物等に導入して新しい性質を付加する品種改良法です。一方、ゲノム編集はこれとは異なり、ゲノム（その生物が持つDNAで構築された遺伝情報全体）の中の狙った場所を酵素で切って特定の遺伝子の性質を変え、よい品種を作り出します。

これまでのさまざまな品種改良法もすべて、ゲノム中の遺伝子を変化させています。ただし、昔はどんな遺伝子があるかわからないまま、おしべとめしべを掛け合わせたり、強い放射線をかけたりして遺伝子を操作し、結果的にできるものからよい系統を選び出し新品種としていました。しかし、生物の研究が進歩し遺伝子解読も進んで、ゲノムのどこにどんな遺伝子があるかわかるようになってきました。そのため狙った場所を切って変化させる、というゲノム編集をできるようになったのです。

従来からの方法であれば、新しい品種を作り出すのに10年〜数十年かかります。しかし、ゲノム編集は基本的には狙った場所のみを変えるだけなので、2〜3年で新品種ができ、開発コストも大きく下がります。そのため、新品種開発の期待が高まっているのです。

現在、日本で販売されているゲノム編集食品は、機能性成分ギャバ（ＧＡＢＡ）の多いトマト、肉厚となり可食部が増量されたマダイ、成長の早いトラフグとヒラメの4種です。トマトは、世界的に見てもゲノム編集食品の第1号となりました。

これらは、開発企業が自主的にゲノム編集食品であることを表示して、オンラインなどで販売しています。そのため、**消費者が知らない間に購入させられ食べさせられている、というようなことはありません。**

○品種改良自体は、ずっと繰り返されてきている

科学者のほとんどは、ゲノム編集食品が従来から存在する食品と同等に安全だと考えています。従来の品種改良も、ゲノム編集と同じように、ゲノムのどこかが切れて遺伝子に変化が起きていることに変わりはないからです。

海外でも、同様の考え方をとる国がほとんど。サラダ用の辛味の少ないマスタードグリーンや褐色になりにくいロメインレタスなどが市販されています。

短期に品種改良できることから、とくに、気候変動により急速に進む温暖化や干ばつに対応した品種の開発が期待されています。アメリカでは、ゲノム編集により毛がごく短く滑らかな「スリック被毛」となった肉用牛が開発されました。暑い気候に耐え得るため、温暖化によるストレスが低減され、畜産製品の生産向上につながると期待されています。

○低アレルゲンの卵も

低アレルゲンの卵も国内外の研究者が盛んに開発しています。実現すれば、アレルギー患者には朗報です。また、メスのニワトリだけを産ませる研究も進みつつあります。雌雄操作なんて気味が悪いと思われがちですが、現在の採卵農場ではオスは必要がなく、卵からかえったオ

スをすぐに処分しています。誕生した命を断つよりも、ゲノム編集技術で最初からメスのみが生まれるようにしたほうが、アニマルウェルフェア（動物福祉）に寄与できるという考え方もあります。

もちろん、食品としての安全性や作物、家畜等の健康に問題が生じてはいけないので、日本政府をはじめどの国も、個々の食品について慎重に検討したうえで市販化を判断する構えです。

35

昆虫食

国の基準、判断がなく、社会の理解を得るのは難しい

POINT

◎世界では約1900種類の虫が食べられている
◎日本では、コオロギ養殖のスタートアップが誕生も苦戦
◎飼育の衛生管理、わかりやすい食品表示などが必要

○イナゴ、ハチノコなどを食べてきた日本人

コオロギやミズアブの幼虫などを飼育して食料にしようという「昆虫食」が話題です。たんぱく質の割合が高いうえ、家畜に比べて効率よく環境負荷を小さくしながら生産でき、貴重なたんぱく源となり得ます。国連食糧農業機関（FAO）は、世界で1900種の虫が食べられてきた、として、広く利用を推し進めてゆこうとしています。家畜の飼料としても有望視されています。

日本は一部地域でイナゴの佃煮や、スズメバチの幼虫であるハチノコなどが食べられてきた歴史があり、スタートアップ企業がコオロギ養殖を手掛けています。しかし、いやがる人もいて、2023年にはソーシャルメディアで大炎上。「知らない間に食べさせられるようになるのでは」などと不安の声が上がりました。

科学的には、EUなどで安全性評価がていねいに行われています。 EUでは1997年以前にヨーロッパで食べられていなかったものを「新規食品」とし、欧州食品安全機関（EFSA）で安全と認められなければ市販を承認されない仕組みがあります。これに則って昆虫食も検討されており、①細菌数が多いため、加熱等の制御が必要、②加熱しても芽胞を形成して生き残る菌がいる、③カドミウムなどの重金属類が生物濃縮されるおそれがある、④甲殻類やダニなどのアレルギーがある人は、コオロギなどの昆虫にもアレルギー反応を起こすおそれがある……などが指摘されています。

○問題点をどう解決するか

細菌の問題は、肉などほかの食品と同じなので、管理の方策があります。また、重金属類の生物濃縮については、昆虫を飼育する時の飼料を重金属の少ないものにするなどで対処できます。

重要なのは、④のアレルギー反応でしょう。日本でも、コオロギの入ったせんべいを初めて食べた幼児がアレルギー症状を起こした事例が報告されています。とはいえ、アレルギーはどんな食品でも起こりえます。納豆やスパイスで発症する人もいるのです。**昆虫食がアレルギーを引き起こすから危険、というわけではなく、患者が避けられるようにするべきです。**

このため、昆虫を食品加工に使う場合には原材料として表示し、アレルギー患者だけでなくすべての消費者が判別して買ったり食べたりできるようにすることが大事。また、昆虫の飼育時から製造加工、販売まで、飼育や衛生の管理をしっかりすることが求められます。

こうした課題も踏まえて、ＥＵでは安全性が検討されました。現在は、ヨーロッパイエコオロギやトノサマバッタ、乾燥ミールワームなどが、原材料として表示することなどを条件に、市販を認められています。

日本国内にはＥＵのような新規食品の審査制度はなく、企業の責任で販売できます。そのため、農林水産省が事務局を担う「フードテック官民協議会」が昆虫食についてのガイドラインを検討し、２０２２年からコオロギ、ミズアブ、ミールワームなどの生産ガイドラインを公表し始めました。

しかし、**内容は一般的な衛生管理にとどまり、問題とすべき微生物の特定やアレルゲン等に**

ついての言及がありません。ＥＵなどの検討に比べればかなり見劣りする内容です。このままでは、いくらたんぱく質源として貴重でも、社会の理解や信頼を得るのは難しい、と個人的に考えます。

36

ソーセージ
適度に食べれば問題なし

POINT

◎添加物の話にはトリックがあった
◎たんぱく質を摂りやすいが、脂質が多い
◎がんの前に、食塩の摂り過ぎに注意

○子どもは大好き。親にとっても大助かり

子どもはウインナーソーセージが大好き。レシピサイトで調べると、子ども向けのソーセージ丼や炒め物などのレシピが大量にあります。私の娘も幼い頃、ソーセージならパクパク食べたので、忙しい朝など大助かりでした。でも、批判が強いのも事実です。

多くの人が気にするのが食品添加物。発色剤として亜硝酸塩が用いられることが多く、体内で化学反応を起こし発がん物質を生成する可能性がある、と指摘されています。そのため、多

くの生協が数十年前、発色剤を使わないソーセージを開発しました。発色剤と肉が結着しやすくなるリン酸塩の両方を使わない製造法は「無塩せき」と呼ばれ、今も販売されています。

ここまでの話なら、「発がん性のある添加物なんてとんでもない」と思われそう。でも、この話には続きがあります。**野菜には大量の硝酸塩が含まれていて、体内で硝酸は亜硝酸になる可能性があるとされています。発色剤と同じルートで発がん物質を作るおそれがあるのです。**発色剤としての使用は、野菜からの硝酸塩の摂取量に比べれば微量なので、発色剤使用を止めても意味がないかも。また、亜硝酸塩は食中毒の原因となるボツリヌス菌の増殖を抑える、とされています。ボツリヌス菌はおそろしい菌で、増殖の際に非常に毒性の強いボツリヌス毒素を排出し、死亡例も少なくありません。

ソーセージ製造に使われる亜硝酸塩をはじめとする添加物はそれぞれ、一日の摂取量が許容一日摂取量（ADI）を超えないように使い方や使う量が管理され、安全が守られるルールです。亜硝酸塩は肉の臭みを消す効果もあるとされています。添加物という概念のない昔から使われてきた岩塩には、亜硝酸塩が含まれています。岩塩はよくて亜硝酸塩はダメ、というのは思い込みに基づく判断です。こうしたことから、ハム・ソーセージメーカーの多くは、食品の安全性を守るためにも発色剤を使いたがります。

発がん性についてはもう一つ、話題があります。国際がん研究機関が2015年、ハム・ソーセージについて「ヒトに対して発がん性がある」というグループに分類し、またも週刊誌などで「ハム・ソーセージでがんになる!」「添加物のせい?」などと騒がれました。

しかし、こちらももう少し複雑な話。このグループ分けは、ヒトでハム・ソーセージにより大腸がんが発生する、とする証拠が強くあるかどうかを、動物実験などの結果も含め検討したもの。ハム・ソーセージの発がん性の強さやリスクの大きさで分けたわけではありません。日本の国立がん研究センターは「大腸がんの発生に関して、日本人の平均的な摂取の範囲であればリスクに与える影響はないか、あっても小さいと言えます」とコメントしています。

○バランスのよい食生活のお楽しみに

でも、問題もあります。栄養成分を調べると、たんぱく質は摂れるものの、チキンナゲットや厚焼きたまごに比べても、脂質がかなり多いのが目立ちます(図版22)。肉製品なので飽和脂肪酸が多めなのもマイナス点。さらに注意すべきは食塩の量です。人気のウインナーのパッケージに記載されている栄養成分表示から1本あたりの食塩を計算すると、0・37g。幼い子ど

図版22 子どもの好きな食品の栄養成分（100g あたり）

	エネルギー（kcal）	たんぱく質（g）	脂質（g）	炭水化物（g）	食塩相当量（g）
ウインナーソーセージ	319	11,5	30.6	3.3	1.9
チキンナゲット	235	15.5	13.7	14.9	1.6
厚焼きたまご	146	(10.5)	(9.2)	(6.5)	(1.2)

※厚焼きたまごの一部は計算値

出典：日本食品標準成分表（八訂）

もでも2本ぐらいはぺろりと食べられますから、2本で食塩を0・74g摂取する計算です。
「日本人の食事摂取基準2025年版」によれば、3〜5歳は食塩摂取を3・5g未満とするのが目標。6〜7歳は4・5g未満です。**ソーセージ2本で1日の食塩摂取量の2割を摂ってしまうというのは、やっぱり多過ぎです。**

総合的に考えれば、「絶対食べさせられない」と否定しなくても大丈夫。でも、毎日はダメ。私は、バランスのよい食生活を心がけつつ、娘に週に1、2回食べさせていました。娘にとっては、お楽しみの食品だったようです。

37

ファストフードのハンバーガー

罪悪感を持つ必要はないが、注意ポイントも

POINT

◎脂質や食塩が多めで、食物繊維やビタミン類などは摂れない
◎大手チェーンは、製品の栄養成分を公開している
◎ポテトはサラダに、コーラは野菜ジュースにするなど、工夫しよう

○添加物は心配なし！

子どもにファストフードのハンバーガーなんて食べさせちゃダメ。からだに悪い。こんなことを言うお母さん、時々いますね。そこまで極端ではなくても、なんとなくファストフードは罪悪感があって……というお母さんによく出会います。でも、罪悪感なんてまったく持つ必要なし！　ただし、注意すべきポイントがあります。

まず、食品添加物はまったく心配する必要がありません。ファストフード店は扱う食材がシ

ンプルなうえ、冷凍食品が活用されており、保存料や日持ちを向上させる食品添加物は不必要です。そもそも、食品添加物はP.145などで解説してきた通り、安全性が評価されたものなので、適切に使われていればリスクの懸念はありません。

衛生管理も総じて、通常の飲食店や一般家庭よりもレベルが上です。とくに大手チェーンは、大量の食材を一括して扱い全国で販売しています。企業の責任感、緊張感が強く、高度な衛生管理が行われています。

○栄養成分をヒントに組み合わせを考える

重要なのは栄養のバランス。万人に食べやすいメニューなので、糖質、脂質、たんぱく質、食塩が多く、バランスが悪くなりがちです。不足する栄養素と過剰になる栄養素の両方を意識することが大切です。その点、**ハンバーガーチェーンは栄養情報を公開していることが多く、対応策を考えやすくなっているのです。**

たとえば、最大手であるマクドナルドはこんな感じです（図版23）。

栄養成分をこれだけ詳細に公表している外食産業はほかにほとんどなく、立派です。一方で、**たんぱく質や脂質が多く、ビタミン類や食物繊維は少なめであることがはっきりわかります。**ハンバーガーにフライドポテトとコーラというのが定番ですが、それぞれSサイズを付けて3点

図版23 ハンバーガーの栄養成分と子供の基準

商品名	製品重量 g/個	エネルギー kcal	たんぱく質 g	脂質 g	炭水化物 g	無機質					ビタミン					コレステロール mg	食物繊維 g	食塩相当量 g
						ナトリウム mg	カリウム mg	カルシウム mg	リン mg	鉄 mg	ビタミンA μg	ビタミンB1 mg	ビタミンB2 mg	ナイアシン mg	ビタミンC mg			
ハンバーガー	104	256	12.8	9.3	30.3	532	194	29	108	1.1	1.3	0.10	0.09	4.7	1	26	1.5	1.4
チーズバーガー	118	307	15.7	13.4	31.0	720	210	118	182	1.2	57	0.10	0.15	5.3	1	37	1.5	1.8
8～9歳の食事摂取基準		男児1850, 女児1700（推定必要量）	エネルギーの13～20%（目標量）	エネルギーの20～30%（目標量）	エネルギーの50～65%（目標量）	食塩相当量として設定	男児2000以上, 女児1800以上（目標量）	男児650, 女児750（推奨量）	男児1000, 女児900（目安量）	男児7.5, 女児8.0（推奨量）	500（推奨量）	男児0.8, 女児0.7（推奨量）	男児1.1, 女児1.0（推奨量）	男児11, 女児10（推奨量）	60（推奨量）	推奨量は設定されていない	11以上（目標量）	5.0未満（目標量）

出典：マクドナルド栄養成分一覧表（2024年9月）と日本人の食事摂取基準（2025年

セットにすると、脂質の摂取量が約20gに。8～9歳の男児の場合、食事摂取基準では脂質から摂るエネルギー量は総摂取エネルギー量の20～30%が目標量ですが、ハンバーガーとポテトだけで10%を摂ってしまうことになります。食塩摂取も1・8gで、目標量の36%を占め、ほかの2食やおやつなどを考えるといずれも摂り過ぎです。

でも、それがわかれば、フライドポテトをやめてサラダにしたり、コーラではなくミルクや野菜ジュースにしたり、というアレンジが考えられますね。**食塩は、高血圧になる中高年で急に減塩しても効果は小さく、子どもの頃からの食塩控えめ生活が大事です。**フライドポテトは無塩をオーダーすることも可能。サラダはドレッシングを半量にするなどしましょう。

○ほかの食事で調整すればいい

こうやって組み合わせを工夫しても、まだバランスが悪いのは事実です。右ページの表に掲載されていないビタミンやミネラル類も摂れていないはず。でも、悲観しないで。食事は毎食、パーフェクトな栄養摂取を心がけなくても大丈夫。大人では、日によってエネルギーや主要栄養素の摂取に大きなムラがあることがわかっています。1週間や2週間という幅のある時間の中で、**全体として栄養素をまんべんなく摂れていれば問題がないのです。**

子どもの場合、大人ほど日ごとのムラに対応する力はないとされます。とくにエネルギーは、毎日コンスタントに摂るよう気をつけた方がよいのはたしかです。でも、毎日厳密に考える必要はありません。昼食でハンバーガーを楽しむなら、夕飯は脂質控えめの豆腐料理を中心に、野菜の煮物も追加して……などと工夫しましょう。

私自身、娘が幼い頃、食事づくりが億劫なときなど普通にファストフードを利用していました。日頃の食事は家庭で。でも、忙しく働いた日の夕飯など、娘に背を向けて料理をするより、娘と話しながらハンバーガーやフライドポテトを食べるほうが、親にとっても娘にとってもよい時もありました。栄養は口から摂るものだけでなく、心の栄養も大切ではないでしょうか。

38

スポーツドリンク
糖分が多く、ふだんはお勧めできない

POINT

◎ペットボトル1本にティースプーン6杯強の糖分
◎子どもの日常的な水分補給には、水が適している
◎熱中症の際には、経口補水液を

○肥満と虫歯のリスク

夏の暑い日、子どもにスポーツドリンクを飲ませていませんか？　炭酸飲料より糖分が少ないし、ビタミンやミネラルの補給になるし、体によさそう……。そんな声が聞こえてきますが、お勧めできません。小児科医、歯科医が反対しています。

最大の問題は糖分。スポーツドリンクは、糖で甘味をつけた一般的な炭酸飲料やフルーツジュースよりは糖分少なめですが、それでも多いのです。スポーツドリンクの容器の栄養成分

図版 24　ペットボトル1本(500ml)に含まれる糖分

ティースプーン1杯は砂糖 4g として換算した

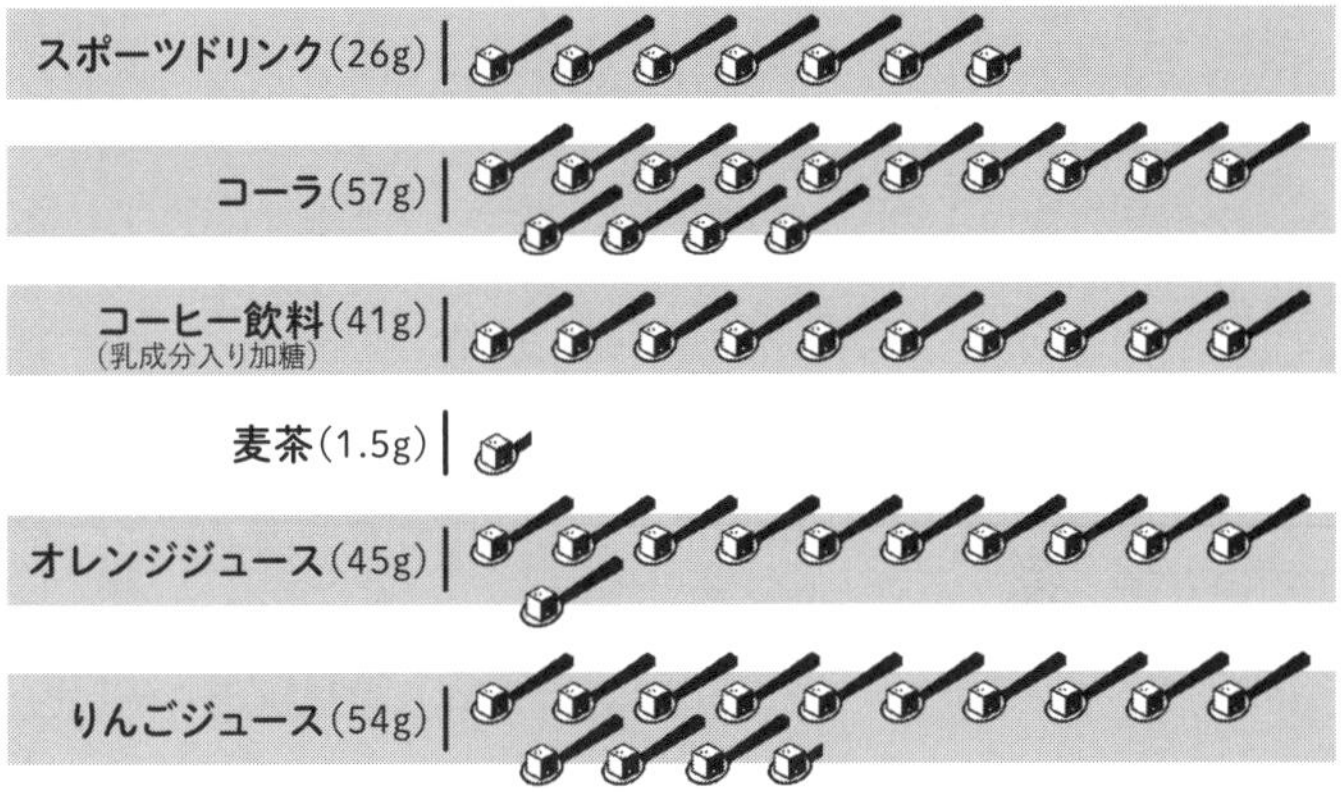

出典：日本食品標準成分表（八訂）の炭水化物、単糖当量から算出

表示は、100㎖あたりで記載されていることが多いのでご用心。500㎖のペットボトルの場合には、5倍にしなければなりません。**1本のスポーツドリンクでティースプーン6杯強を摂る計算です**（図版24）。コーラの14杯、リンゴジュースの13杯に比べれば少ないのですが、それでもけっこうな量で、飲みすぎると肥満につながります。

しかも、スポーツドリンクは酸性度が高い、という特徴があります。**水分補給としてたびたび喉をうるおしていると、そのたびに歯に糖分と酸が触れます。それが歯のエナメル質を溶かし虫歯菌の増殖にもつながります。**歯科医に話を聞くと、スポーツドリンクを日常的に飲んでいて虫歯だらけになってしまった赤ちゃんや子ども、というのは珍しくないそうです。

子どものふだんの生活における水分補給として、世界保健機関（ＷＨＯ）や多数の医療機関が勧めているのは、糖分などが入った飲み物ではなく水です。

○運動量によって判断は異なる

夏場は水分と塩分の両方が必要なのでスポーツドリンクを飲んで補給を、という意見もあります。日本スポーツ協会は熱中症予防ガイドブックの中で運動時の水分補給について、「０・１〜０・２％の食塩と糖質を含んだものが効果的で、一般のスポーツドリンクが利用できます」としています。しかし、**このガイドブックはスポーツドリンクメーカーが協賛しており、協会がこのメーカーのスポーツドリンクを推奨品としているので、意見は割り引いて考える必要がありそうです。**

日本人は老若男女ほぼすべての人が食塩を過剰摂取しているので、非常に激しい運動をするのでなく普通の運動であれば、水以外の補給は必要ない、と考える栄養学者もおおぜいいます。もっとも、子どものふだんの栄養摂取の状況と運動の激しさや時間の長さによっても判断が変わってくるので、はっきりしたことは言えません。

○熱中症対応の場合は水分だけでは不十分

ただし、熱中症になってしまったら話は別。水分と塩分など電解質の補給が必要です。でも、スポーツドリンクは糖分が多すぎて、熱中症には不向きです。薬局で売っている経口補水液が、糖が少なく電解質が多く、適しています。ならば、**ふだんも経口補水液を熱中症予防に飲んだらよいのでは、と思うかもしれませんが、これは絶対ダメ。**食塩等の過剰摂取につながります。

1日の必要水分量は、幼児で体重1kgあたり80～100mℓ、小学生児童は60～80mℓ、成人で30～40mℓとされています。この数字は食事に含まれる水分も含んでいますが、子どもが成人に比べて多量の水分を必要としていることは明らかです。とくに運動時は注意しながら水分補給させましょう。

39

エナジードリンク
中高生は買わないほうがよい

POINT
◎カフェインが多い製品がある
◎カフェイン耐性、中毒へのきっかけになるおそれがある
◎コーヒー、お茶を含めコントロールを

◯中高生の1割強が、習慣化

エナジードリンクに手を伸ばす子どもたち、コンビニなどでよく見ます。1都5県の小学生から高校生まで計6000人を対象にした調査で、男子の中高生の1割強、小学生の8％が1週間に1本以上の頻度でエナジードリンクを摂り、飲用が習慣化していることが明らかとなりました。女子はいずれも3％にとどまりました。

エナジードリンクはカフェインの含有量が多いのが特徴です。カフェインは、適量摂取によ

図版25 主な飲料のカフェイン含有量

食品名	カフェイン濃度
コーヒー	60mg／100ml
インスタントコーヒー（顆粒製品）	57mg／100ml
玉露	160mg／100ml
紅茶	30mg／100ml
せん茶	20mg／100ml
ウーロン茶	20mg／100ml
エナジードリンク又は 眠気覚まし用飲料（清涼飲料水）	32～300mg／100ml （製品1本当たりでは、36～150mg）

眠気覚まし用飲料（清涼飲料水）は、「栄養ドリンク」などと呼ばれ、1本50mlの製品が多い。2018年当時は、エナジードリンクのカフェイン含有量は多くても1本150mg程度だったが、2024年現在は200mgを超えるものが少なくない

出典：内閣府食品安全委員会（2018年）

り頭が冴え眠気を覚ましてくれる効果がありますが、過剰に摂取した場合にはめまいや心拍数の増加、興奮や不安などにつながるおそれがあります。青少年では、摂取しているとカフェインへの耐性が増したり、禁断症状、不安、イライラ感などにつながったりする、との指摘があります。

ただし、カフェインへの反応は個人差が非常に大きいようです。また、コーヒーや緑茶などにも含まれており、ごく日常的な物質です。**過剰に心配する必要はなく、日本では摂取の指針などは示されていません。**

しかし、若者のエナジードリンクによる摂取が増える傾向があることを受け、欧米では若者のカフェイン摂取の影響を示し摂取の目安を示すところが出てきています。

欧州食品安全機関（EFSA）は、妊婦を除く成人は1日400㎎までであれば健康リスクは増大しない、としています。コーヒーであればマグカップ3杯分ぐらいでしょうか。一方、子どもについては、知見が不十分としながらも、成人と同様に1日に体重1㎏あたり約3㎎のカフェイン摂取量であれば安全、としています。15歳男子の平均体重は約60㎏なので、カフェイン180㎎程度であれば安全が守られる、ということです。

しかし日本国内で売られるエナジードリンクの中には、1缶の含有量がこれらの数字を大きく超えている製品が多数あります（図版25）。

◯アルコールとのミックスは危険

エナジードリンクは、飲んだ時点での安全性への懸念に留まりません。耐性がついて眠気覚ましなどの効果が減り摂取量がだんだん増えていく、という習慣化のきっかけになる心配があります。日本でも、若者のカフェインの過剰摂取による中毒死や急性カフェイン中毒の報告があります。致死量は5g、つまり5000㎎程度。事故の多くがカフェイン錠剤を濫用した結果ですが、錠剤とエナジードリンクを併用して死亡した事例も報告されています。

また、海外の国々が強く懸念しているのは、もう少し年かさの若者の間で、アルコールとエナジードリンクをミックスして飲むやり方が流行していることです。米疾病予防管理センター（CDC）は、カフェインの刺激によりアルコール摂取量が増えリスクが高まる、と警告しています。高血圧や心臓疾患、脱水などになりやすく、体へのダメージが大きく寿命も短くなります。

カフェインに慣れてしまうのは怖いことなのです。コーヒーやお茶にも含まれており、中高生に対しても摂取をゼロにしろ、とまでは言うべきではありません。しかし、**他国は安全を守るための推奨量などを示して、エナジードリンクを減らしそのほかの飲料等も含めてカフェイン摂取をコントロールするように促しています。**日本政府の取り組みは、カフェインについては足りません。

全国清涼飲料連合会は、「カフェインを多く添加した清涼飲料水（いわゆるエナジードリンクを含む）の表示に関するガイドライン」を制定。加盟企業に対して、容器に1本や1缶あたりのカフェイン量を表示することを求めています。また、製品のラベルで、アルコール類と一緒に飲むことを促したり匂わせたりすることを禁止しています。

40

カップラーメン

毎食はダメだが、副菜で調整する

POINT

◎食品添加物の複合影響を気にする必要はない
◎食塩の摂り過ぎにつながりやすいので、スープは残す
◎オイル添加による事故に注意

○年間に40億食も食べられている

日本即席食品工業協会によれば、日本で1年間に作られるインスタントラーメンは計59億9140万食（2022年度）。内訳は、カップめん39億7406万食、袋めん18億5837万食、生タイプ1億5896万食。銘柄は1900を超えるようです。日本人は1年間に平均して48・8食のインスタントラーメンを食べ、うち約7割はカップめん。今や、世界の店頭でカップラーメンが売られています。

とにかく便利。そして味もよい。子どもがカップラーメンばかり食べたがる、という悩みをよく聞きます。我が家も同じでした。私が日々、野菜や肉など栄養バランスのよい食事を工夫していても、夫と育ち盛りの娘は日曜日の昼下がり、「わーい、今日はカップラーメン食べよう！」とにこにこお湯を沸かしています。食べるとやっぱりおいしい。ちょっと悔しく感じながら、でも、日本の食品企業はすごい、といつも素直に感嘆していました。

○添加物は気にしなくていいが、塩分は気にすべき

とはいえ、気になることもありますね。まず、食品添加物は？　すでに解説したとおり、添加物は一つずつ安全性について評価されたうえで使用を認められています。添加物が複数使われていて複合影響が心配、と言われることもありますが、添加物は一つ一つ、使われるのがごく微量。そのため、複数の添加物が合わさって毒性の強い物質を作り出したり、体の中の代謝系に同時に作用する、というような確率はゼロに近いでしょう。私自身はまったく心配せず、子どもにも食べさせていました。

では、栄養のバランスは？　これはたしかにとても気になります。具が入っていても摂れる栄養素は炭水化物に偏ります。そのため、毎食カップラーメン、というのはダメ。それに、副菜の工夫が必要です。

ただし、その際には食塩摂取に注意が必要。カップラーメンは食塩の含有量が多めです。日清食品のカップヌードルは1食の食塩相当量が4・7g、日清ラ王背脂醤油は5・7g。日本人の食事摂取基準2025年版が示す食塩の目標量は、成人男性が7・5g未満、成人女性6・5g未満、8〜9歳は5・0g未満、10〜11歳6・0g未満ですから、子どもに全部食べさせてはダメなのです。**めんよりもスープのほうが食塩が多めなので、もったいないのですが、スープは残す習慣をつけたほうがよいでしょう。**

したがって、副菜も味付けに注意。栄養バランスをとるため副菜を付けた方がよいのですが、塩気の強いカップラーメンに対抗してどうしても、しっかり味をつけた唐揚げやドレッシングたっぷりのサラダ、ということになりがち。たんぱく質やビタミン類などは上乗せできても、食塩の大量摂取につながってしまいます。

○半熟卵や生野菜でバランスをとる

私のお勧めの副菜は、味付けせずに一緒に食べられる半熟卵、それに、トマトやきゅうりスティックなど。これなら、カップラーメンもさっぱり食べられます。そのうえで、それ以外の食事の際に、たんぱく質や野菜などの補給を意識してメニューを組み立て、1日の食事トータルでバランスをとる、という考え方です。

その他、意外な事故が起こりやすいので注意を。健康のためMCTオイルやえごま油などを発泡ポリスチレン製のカップめんに入れ、カップが変質して破損し湯が漏れてやけどする、という事故が起きています。国民生活センターが2023年、注意を呼びかけました。容器の材質はパッケージに表示されているのでしっかり見ましょう。

また、カップラーメンの近くに防虫剤や芳香剤が置かれていると香りが移ってしまいます。置かないようにしましょう。これについては、2008年の大騒ぎが印象に残っています。神奈川県の保健所が、「カップヌードルを食べた消費者が薬品臭を感じて嘔吐した」と発表し、他地域でも苦情が出て神奈川県警が捜査する事態となりました。前年の2007年12月から2008年1月にかけて、中国製の冷凍餃子に農薬が故意に投入され14人が健康被害を訴える事件が起きたばかり。そのため、社会も警察も神経を尖らせていたのです。

検出されたのは、微量の防虫剤パラジクロロベンゼン。捜査当初は人為的な混入もありうる、とされていましたが、消費者がカップヌードルと防虫剤を一緒に置いていたことがわかり、日清食品の研究所の調査なども経て、人為的な混入ではなく移り香である、と判断されました。

コラム

SNSと子育て不安

インスタグラムやX（旧Twitter）、LINEなどソーシャルメディア（SNS）から情報収集している人は多いでしょう。とくに、子育て中はどんどん成長する子どもに振り回されっぱなし。悩みも多いのに、友だちと会ったりするのがなかなか難しく、SNSに依存しがちです。しかし、SNSには功罪が指摘されています。

よい点は、情報を簡単に集められること。海外の情報も入手できます。それに、ウェブサイトを見るのと違って、SNSは双方向性があります。疑問に思ったことを質問して答えてもらえます。

一方で、問題もいろいろあります。何が出典かわからない情報が大量に出回っている、というのが最大の難点でしょう。食生活をどう変えるべきか、病気になったときどうしたらよいのかなど、必ず科学的な根拠、エビデンスが必要です。官公庁などの情報はたいていの場合、エビデンスが示されています。

ところが、SNSは、だれがその情報を伝えてくれたかはわかりますが、その科学的根拠となる論文や調査まではわからないことが多いのです。たとえば、「無添加」というワードで検索すると無添加食品についての「あれがよかった」「ここで売っている」というような情報が大量に出てきますが、そのほとんどには肝心の「なぜ無添加がよいのか」が書かれていません。

健康食品や特定の食品が効く、という情報も、SNSは体験談や特定の医師のコメントなどで「効果あり」と断言するものが目立ちます。しかも、事業者が裏で広告宣伝を目的に情報発信を依頼する「ステルスマーケティング」が依然としてある、とみられています。これらの結果、食品や栄養については間違った情報がSNS上を大量に漂っています。

総務省が2023年度の情報通信白書で、SNS等における情報の問題点を指摘しています。人は「自らの見たいもの、信じたいものを信じる」という「確証バイアス」という心理的特性を持っています。私たちは、インターネット上の膨大な情報・データの中から自身の求める情報を得ようとし、SNSの事業者はデータを駆使して私たちが見たいもの、信じたいものを探してきてくれます。これを繰り返すことにより、私たちは、興味のある情報だけにしか触れなくなる「フィルターバブル」に陥ります。そして、自分と似た興味や関心を持つ人たちが集まるネット上の場でコミュニケーションをとる「エコーチェンバー」状態になります。そして、何度も同じような意見を聞くことで、それが正しく、間違いのないものであると、より強く信じ込んでしまうのです。

SNSでは、情報がセンセーショナルだったりわかりやすく単純であったりすればするほど拡散力が強い、と言われています。食の真実はここまで繰り返し書いてきたとおり複雑。短い文章や情報を積み重ねるSNSでは伝わりにくい話なのです。

コラム

はちみつは、1歳未満の乳児は禁止

自然天然でやさしい甘さが好まれているはちみつ。砂糖より体によさそう、というイメージがありますが、1歳未満の乳児は別です。死亡事故につながるおそれがあり、食べさせてはいけません。

理由はボツリヌス菌。この菌は、川や湖、海などに広く生息しており、加熱にも非常に強く、「芽胞」という身を守る構造を作って生き延びます。この芽胞が、酸素の少ない状態に置かれると発芽し増殖して、極めて強い「ボツリヌス毒素」を産生します。

はちみつは、ボツリヌス菌の芽胞が含まれていることが少なくありません。普通の成人であれば、芽胞を食べても腸内細菌が大量にあるためボツリヌス菌が発芽増殖できず、影響がありません。しかし、赤ちゃんのお腹の中ではまだ、腸内細菌叢が未発達のため、芽胞が発芽し増殖し毒素を作る可能性があり、「乳児ボツリヌス症」と呼ばれています。腸内細菌叢は離乳食を食べ始めると急速に発達してゆくので、はちみつの摂取可能の目安は1歳以上、とされています。

国内でも、はちみつを食べた赤ちゃんが死亡する事故が起きています。2017年の事例では、離乳食として家族が、市販のジュースにはちみつを混ぜて飲ませていました。はちみつの販売容器には「1歳未満の乳児には与えないで下さい」という表示が記載されています。

コラム

子どもも考慮して決められている基準値

残留農薬や添加物の基準値は、子どものことを考えて決められていないのでは？　とよく尋ねられます。そんなことはありません。

たとえば、農薬においては動物を用いて、妊娠前からオス、メス両方に農薬を食べさせて出産後も離乳するまで投与し続け、親と子に出る毒性を調べる「2世代繁殖毒性試験」が行われます。妊娠期にずっと食べさせて胎児の死亡や奇形、発達遅延が起きないかなどをみる「発生毒性試験」「催奇形性試験」、妊娠動物に農薬成分を投与し続け、生まれてきた子どもの脳の発達、学習能、性成熟などを調べる「発達神経毒性試験」なども行われ、どの試験でも毒性が見出されない「無毒性量」を決定します。そのうえで、動物とヒトの違い、ヒトにおける個人差、つまり子どもから高齢者までという年齢や障害の有無などの違いも加味した「安全係数」で無毒性量を割って、許容一日摂取量（ＡＤＩ）を決定します（P.１４５でも解説）。安全係数は通常１００という数字が用いられます。食品ごとの残留基準を決める際には、１日のトータルの推定摂取量がこのＡＤＩを超えないことが確認されています。子どもへの影響も入念に考慮されているのです。実際の食品を分析した調査でも、子どもの摂取量はＡＤＩよりかなり低いことがわかっています。

第4章

Part 4

一般食品はどう選べばよいのか？

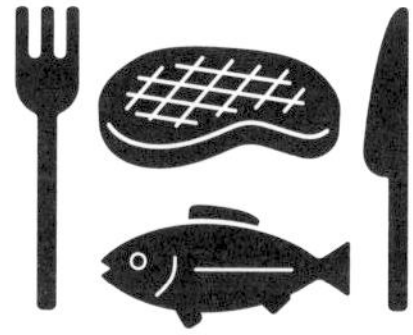

41

卵

生で食べるなら、冷蔵し賞味期限を守る

POINT

◎サルモネラ菌が中に入り込んでいる卵があり、管理が悪いと食中毒につながる
◎卵の賞味期限は、生で食べられる期限
◎脂質異常がわかっている人は、1日1個まで

○食中毒が急増した時期も

日本では生卵を食べている……。海外の人たちにとっては信じられない話のようです。米食品医薬品局（FDA）は、卵について「生や加熱不十分では食べないで」と呼びかけています。サラダドレッシングやアイスクリームの材料とする場合は、低温殺菌した液卵を使うように、とていねいに説明しています。

これは、サルモネラ菌が卵の中にいる場合があるためです。鶏はサルモネラ菌が体内にいて

も発症はしません。菌が糞便などと共に舞い上がり、鶏がそれを吸い込んで血中に菌が入り込み最終的に菌が卵の中に入り込んでしまうことがあります。

卵は通常、洗われてから出荷されるため、殻の外側は殺菌されています。しかし、菌が中にいた場合、腹痛や下痢、発熱、嘔吐などの食中毒に見舞われることがあります。このため、多くの国では卵はしっかり中まで加熱殺菌して食べるのです。

日本では以前、鶏がサルモネラ菌に感染していなかったようで、生卵を食べても問題ありませんでした。ところが、採卵に適した品種の種鶏を欧米から導入したことによりサルモネラ菌も持ち込まれました。それが鶏の間で広がり、１９８０年代後半からサルモネラ菌食中毒が急増しました。

卵を生で食べ続けるには、対策を講じなければなりません。養鶏業界は一丸となって取り組み、鶏舎を衛生的に管理し、鶏にワクチンを打つようになり、感染を抑えられるようになりました。

また、卵のサルモネラ菌が食中毒を引き起こすメカニズムも海外で盛んに研究されてわかってきました。サルモネラ菌は普通に自然界にいるので、努力しても卵の中までゼロにするのは難しく、日本では０・００２９％程度、つまり**10万個に数個程度の卵は、サルモネラ菌を持っている可能性があります**。菌は白身の部分にいて数個と少なく、一定期間置いておいても中で増殖はせず、食べてもこの菌数であれば発症には至りません。
しかし、卵をそのまま室温で置き日が経つと、卵黄膜が弱くなり、一部が破れて中の成分が卵白に流れ出します。これを栄養としてサルモネラ菌が増殖し、人が食べると摂取する菌数が多いために発症することがわかりました。

こうしたことから、**卵の中に万一、サルモネラ菌がいたとしても、この日までは菌の増殖を抑えられ生で食べられる、ということが科学的に保証された期間を、賞味期限として示すことが日本では決まりました**。１９９８年のことです。

賞味期限として、産卵してから2週間程度を記載している養鶏業者が多いようです。試験データでは、10℃で冷蔵保存されていれば57日間問題なく生で食べられる、ということも示されています。しかし国内で販売されている卵は、家庭に届くまでにどのような管理がなされたか不明なので、私は「**表示に従って、生で食べるのは賞味期限まで。期限を超えたら加熱して食べましょう**」と伝えています。サルモネラ菌は加熱すると死ぬので、期限が切れたからといって卵を捨てる必要はありません。

殻にヒビが入っていたり、卵を割って皿に出してしばらく置いていたりすると、サルモネラ菌が増殖している可能性があります。こうした卵は、しっかり加熱して食べましょう。

国産の卵のサルモネラ菌汚染割合は、他国と比較してもとても低く、鶏の飼育時のさまざまな努力や賞味期限などにより、私たちは生卵をおいしく安全に食べられています。

○卵はコレステロールの主要摂取源だが……

日本人は卵が大好きなので、生食での安全確保と共に「1日何個まで食べてよいのか」も、多くの人たちの関心事です。卵はコレステロールの主要摂取源であることから、以前は、卵を多く食べコレステロールを摂る→血中のコレステロールが上がる→高血圧や心臓疾患になる、という考え方から、卵は食べても1個まで、というふうに言われてきたようです。

しかし、日本人の食事摂取基準2025年版によればそうではなく、食事から摂るコレステロールは、体内で作られるコレステロールの約1/3~1/7の量しかありません。食事から摂る量が少なければ肝臓で大量に作られ、多ければ肝臓での合成量が減少します。そのため、食事から摂るコレステロールの上限値は決められていません。しかし、すでに脂質異常になっている人については重症化予防の観点から、食事によるコレステロールは1日200mg未満とすることが望ましい、とされています。卵はLサイズの平均重量が60g。コレステロールを約220mg含みます。したがって、健康診断などでLDLコレステロールや中性脂肪に注意と言われている人はやはり、1日に卵1個程度にとどめるのがよさそうです。

42

キャベツ 栄養豊富で、適度な摂取がよいのは間違いなし

POINT

◎一番多く食べられている野菜でビタミンC、食物繊維などが豊富
◎アブラナ科野菜を多く食べる人は、死亡リスクが低下する
◎日本人の野菜摂取は大きく低下してきており、積極的に食べた方がよい

○日本人がもっとも食べている野菜

キャベツは、日本人がもっとも多く食べている野菜です。ビタミンCや食物繊維などの栄養素が豊富。また、グルコシノレート類、アントシアニン類、クロロゲン酸など機能性を期待される成分も含まれています。一時期、食事の最初にキャベツを食べて、ほかの食品摂取を減らすという「キャベツダイエット」も流行しました。

この手の特定の食品ばかりを食べるダイエット法は、飽きやすく長続きしないうえ栄養の偏

りも生じるため、お勧めはできません。しかし、キャベツを適度に食べる食生活が体によいのは間違いなさそうです。

国立がん研究センターが、1990年代に全国各地で約10万人を対象に食生活を調べ、その後の死亡や病気の状況も追跡調査して食事との関係を調べる「JPHCスタディ」を進めています。2014年までの結果を解析して2019年に公表した論文によれば、アブラナ科野菜の摂取量が多かった人たち（アブラナ科野菜と漬物合わせて1日に平均して160〜180g程度を摂取）は、少なかった人たち（平均して20〜30g程度を摂取）に比べて死亡リスクが男性で14％、女性で11％も下がっていました。アブラナ科野菜というのは、キャベツだけでなく、だいこん、小松菜、ブロッコリー、白菜やたくあんなども含めた結果です。

◯がん予防などが期待されるアブラナ科のグルコシノレート類

国立がん研究センターは、死亡リスクが下がるという研究成果について、「アブラナ科野菜にはイソチオシアネートや抗酸化性ビタミンなどが多く含まれることが知られており、それらの抗炎症および抗酸化作用が死亡リスクの低下に寄与しているのかもしれません」と広報しています。イソチオシアネート類というのは、アブラナ科野菜が多く持つグルコシノレート類が、野菜の持つ酵素によって分解されてできるもので、辛味にもつながっています。アブラナ科野菜が、食べるときに刻まれたり歯で噛まれたりして細胞が壊され、それによりグルコシノレート類からイソチオシアネート類に変わることで活性を持つ、と考えられています。がん予防や抗酸化作用を期待されて盛んに研究されています。ブロッコリースプラウトで機能性がよく話題となる「スルフォラファン」もイソチオシアネート類です。

グルコシノレート類をイソチオシアネート類へと変換させる酵素は、加熱すると活性を失います。このため、キャベツやブロッコリースプラウトなどは、生で食べることに意味がある、とされてきました。ところが近年、グルコシノレート類の一部が腸内細菌の働きによってイソチオシアネート類に変わっていることも明らかになってきて、調理の仕方はあまり影響しない、という見方も出てきています。

グルコシノレート類は、さまざまなサプリメントとしても販売され機能性表示食品もあります。多数の試験が行われているものの、結果はなかなか一致せず、エビデンスとして高い、とは言えません。成分単独でなく、食物繊維をはじめとするおなじみの多数の栄養素が合わさって、死亡リスクの減少につながっているかもしれない、ということ。日本人の野菜摂取量はこの10年、大きな低下傾向にあります。このままでは日本人の長寿も危うくなりそう。キャベツ、だいこん、ブロッコリーを含めさまざまなアブラナ科野菜を積極的に購入しましょう。

43

じゃがいも
おいしい食材だが、毒性物質、発がん物質は管理したい

POINT

◎じゃがいものソラニン・チャコニン類は毒性が強い
◎購入したら、光に当てず保管しなるべく早く食べたほうがよい
◎冷蔵庫保管は、発がん物質アクリルアミド増加につながるおそれもある

◯芽や緑色になった皮近くに毒性物質がある

じゃがいもはおいしい食材ですが、毒性物質や発がん物質も含みます。しかも、小学校でしばしば食中毒が起きています。

原因となるのは、ソラニン・チャコニン類。じゃがいもが自然に作る毒性物質で、芽に多く含まれています。たくさん食べると、吐き気や下痢、腹痛や頭痛などの症状が出ます。「じゃがいもの芽は食べてはダメ」というのは常識です。

図版 26 じゃがいもの部位別ソラニン・チャコニン類の量

部位	100gあたりのソラニン・チャコニン類の量（mg）
通常の塊茎（全体） 表皮部分（全体の2〜3%） 皮部分（全体の10〜15%）	4.3〜9.7 30〜60 15〜30
苦みのある塊茎	25〜80
芽	200〜730

出典：農林水産省資料

ところが、芽だけでなく緑色になった皮の近くにも多く含まれ、だれもが食べる部分（髄質部）にも微量ですが含まれています（図版26）。このことが、あまり知られていません。

微量の摂取であれば健康影響が表れません。しかし、栽培方法が悪かったり、未熟だったりすると、皮やいもの部分のソラニン・チャコニン類の含有量が増えてしまいます。

国際機関は、体重1kgあたり1mg以上のソラニン・チャコニン類を摂取すると食中毒症状が出る可能性があり、体重1kgあたり3〜6mg以上摂取すると死ぬ可能性があるとしています。子どもはもっと少量でも発症する、という見解もあります。**たとえば、小学1年生の平均体重は25kgぐらい。つまり、ソラニン・チャコニン**

類を25㎎程度摂取すると食中毒の可能性がある、ということです。間違って芽を食べてしまったら数gで症状が出るおそれがありますし、栽培方法が悪いいもは数十gの摂取で食中毒になる可能性があります。じゃがいもの毒は実は、びっくりするほど強いのです。

○小学校で食中毒が多発している

でも、市販されているプロの農家が作ったじゃがいもをすぐに食べれば大丈夫。国内で発生しているじゃがいも食中毒のほとんどは、小学校で起きています。児童がじゃがいもを栽培し、収穫したものを食べることで食中毒が発生しています。

苗を浅く植え付けたり密植して栽培し、根にいもがついて生長する段階で土が十分にかけられずに露出し、光が当たって皮が緑色になったり傷がついたりしていると、ソラニン・チャコニン類がその付近に大量にできてしまうのです。また、いもを収穫して保管する際に蛍光灯に照らされるのもソラニン・チャコニン類の増加につながります。

小学校で栽培されたものはいもが小さいため、食べる際に皮付きのまま食べることも、食中毒につながっています。農林水産省や厚生労働省は注意喚起に余念がないのですが、毎年1、2件は小学校で食中毒が起きます。農林水産省はリーフレットを作成し、いもに光を当てない／

大きく育て、いもが熟してから収穫する／収穫、保存時にいもを傷つけない／芽とその周辺や緑色の部分は除く／濃度をより下げたいときはしっかり皮をむく／苦みやえぐみのあるいもは食べない……などの注意点を伝えています。

購入したじゃがいもも、なるべく早く食べること。保管する時には光には当てず、食べるときには芽をしっかり取り除き、緑色になった皮は厚めに剥いて調理するのがよいでしょう。

○発がん物質アクリルアミドも注意

うちは、冷蔵庫の野菜室で保管しているから、ソラニン・チャコニン類は大丈夫。そんな声が聞こえてきます。でもそれは料理によってはリスクが上がるかも。じゃがいもにはソラニン・チャコニン類とは別に、発がん物質アクリルアミドの懸念があります。

アクリルアミドは、アミノ酸のアスパラギンとぶどう糖や果糖が１２０℃以上で加熱されると生成します。パンやビスケット、黒糖などさまざまな食品がアクリルアミドを含みますが、じゃがいもも、アスパラギンや糖類を多く含むので、揚げるとじゃがいもの中でアクリルアミドができてしまうのです。一時期、市販のポテトチップスやフライドポテトが危険視されましたが、家庭で調理してもアクリルアミドは普通にできます。ゆでたり電子レンジで調理したりする場合はできません。

じゃがいもを冷蔵庫で保管していると甘くなることは、多くの人が感じていることでしょう。でんぷんが冷蔵保管中に糖類に変わります。ポテトサラダなどにすると甘みもあっておいしくなります。しかし、**揚げる調理では、冷蔵庫の中でアクリルアミドの原材料をどんどん増やしていることになり、アクリルアミドの生成量が増加します**。したがって、揚げ物用のじゃがいもは、冷蔵保管しないほうがよいのです。

やれやれ、ですね。こういうこともあり、じゃがいもは買ったら早く食べたほうがよいと思います。

ちなみに、フライドポテトを扱うファストフード企業やポテトチップスメーカーは、じゃがいもの品種を糖類が少ないものに変更したり、でんぷんが糖類に変わりにくい条件で保管したりしています。また、揚げ時間を短めにするとアクリルアミドの生成量が減るので、昔に比べてこれらは白っぽくなっています。こんがりきつね色がおいしかったのに、と言われますが、食品安全を守るための工夫なのです。

コラム

アクリルアミドが多くなるメニュー

アクリルアミドは、120℃以上の高温で加熱されることにより発生します。そのため、じゃがいもを揚げたものだけでなく、さつまいもを揚げた芋けんぴやチップスなどからも検出されます。ほかにも、小麦粉を原材料としたビスケット、クッキー、コーヒー豆、ほうじ茶葉、野菜の素揚げや炒めもの、トーストしたパンなど、多様な食品からアクリルアミドが検出されます。ポテトの揚げ具合やトーストの焼き加減など、家庭によってかなりの違いがあり、揚げや焼きが強めだとアクリルアミドが多く含まれる、といったことも細かく調べられています。

内閣府食品安全委員会が食品中のアクリルアミドのリスクを検討し2016年、評価書をまとめました。それによると、アクリルアミドは遺伝子を傷害する「遺伝毒性」を有する発がん性があります。日本人は1日に平均して体重1kgあたり、0・158〜0・240μgのアクリルアミドを摂っている、と推計しました。食品安全委員会は「公衆衛生上の観点から懸念がないとは言えない」と判断しています。最大の摂取源は、野菜炒め、フライドポテトなど高温調理した野菜です。しかし、これらは発がん性の懸念があるから食べるのをやめる、というわけにはいきません。じゃがいもを含む野菜は大切な栄養源です。加熱調理は殺菌による食中毒防止の役割も果たしています。おいしさも大切です。そのため、食品安全委員会は「食べ物の品目ではなく調理法に配慮し、野菜を過度に加熱して食べないように気を付け、特定の食品に偏らない食生活を送ることが大切」としています。

44

グレープフルーツ
飲んでいる薬によっては、買うべきでない

POINT

◎果実をそのまま食べるよりジュースの方が影響が大きい
◎納豆や牛乳、アルコールなど、ほかにも医薬品の効きめを変える食品がある
◎食品からの影響の大きい医薬品は、医師や薬剤師から説明がある

○高コレステロール薬や降圧剤に影響する

グレープフルーツはさっぱりとおいしい柑橘類で、国産は少なく、主に輸入されています。果肉が白いものとピンク色のものに大別され味わいも少し異なりますが、栄養価はあまり変わりません。

ただし、病気で医薬品を摂取する人は注意してください。グレープフルーツに含まれるフラノクマリン類という化学物質が医薬品の効きめに影響します。医薬品は、腸管の代謝酵素で分

解される割合を踏まえ投与量が決められていますが、フラノクマリン類は代謝を阻害するので、薬が分解されないまま腸管から体内に入ることになり、効きすぎてしまうのです。その結果、頭痛やめまいなどにつながる場合もあります。

高コレステロール治療薬や降圧剤、免疫抑制剤などでこれらの現象が起きます。グレープフルーツをそのまま食べるよりも、グレープフルーツジュースのほうが影響が大きいとされています。摂ってから2～3日後まで、影響が続くおそれがあります。

柑橘類の中には遺伝的にフラノクマリン類を作るものと作らないものがあり、**みかんやオレンジなどは医薬品には影響しません。**

グレープフルーツ以外にも医薬品の効きめを増強したり減らしたりする食品はあります。**ビタミンKを多く含む納豆や青汁は、抗血液凝固剤で血栓を作るのを抑えるワルファリンの効果を弱めてしまうことがよく知られています。牛乳やアルコールも、影響が指摘されています。**

食品によって効きめが変わってしまう医薬品は、処方される際に医師や薬局で細かく説明されますので、しっかり聞いて守りましょう。

45

輸入レモン
防かび剤を心配して買い控える必要はない

POINT

◎防かび剤の1日の摂取量はごくわずかにとどまり、健康影響はない
◎防かび剤により食品ロス削減や、かび毒の抑制効果がある
◎古い情報は間違いが多いので信じ込まないようにしたい

○農薬ではなく食品添加物

輸入レモンを紅茶に入れてはダメ。農薬たっぷりだから……。こんなフレーズをよく聞きますが、誤情報です。

まず、輸入レモンに使われるのは防かび剤で、日本の法律では食品添加物に分類されています。輸入の柑橘類は船で一定時間をかけて日本に運ばれてくるので、かびの増殖が避けられません。そのため、収穫後に防かび剤を使用することがあります。国産の柑橘類はそのような長

期輸送がないので防かび剤は不要で、使われていません。

もちろん、防かび剤のリスクについては評価され、ほかの農薬や食品添加物のように許容一日摂取量（ADI）が設定され、一日の食事などで摂る量がADIを超えないことを確認しています。レモンにも基準が設定され、それを超えなければ安全上の問題はありません。

いや、レモンの皮には防かび剤がたっぷり付いているはずなので、中の果肉は問題なくても、皮を紅茶につけると防かび剤が溶け出して……。こんなふうに言われることもありますが、それも間違い。**レモンは、皮ごと食べることを前提に、皮と果肉両方合わせて全体の残留基準が設定されています。**

厚生労働省の2021年度の一日摂取量調査で防かび剤も調べられていましたが、**防かび剤の摂取量はADIの1％を大きく下回り、もっともよく使われる防かび剤イマザリルでさえも、ADIの0・0006％です。**防かび剤は、紅茶につけても皮ごとはちみつ漬けにして食べても、全く問題のない量しか残っておらず、リスクの懸念はありません。

◯使った場合は表示されている

紅茶の輸入レモンが危ない、という情報は、1970年代から書籍や雑誌などに繰り返し書かれてきました。国産には必要性がなく使われないだけなのに、国産レモンと輸入レモンが対比され、だから輸入レモンは危険、と不安が煽られました。

さらに「輸入レモンの農薬の落とし方」というたぐいの情報も流されました。流水で洗うだけでなく、熱湯に入れて15分煮てそれから洗うと何十%農薬が除去できる、というような話です。そんなに長時間煮てしまうとレモンの風味はなくなると思いますが、消費者団体などが検証していました。

昔は、ＡＤＩなどの情報が国から消費者に伝えられず、自然のかびが毒性物質を作ることも知られていませんでした。かびにより食品ロスが増えることも問題視されていませんでした。数十年経った今、古い情報は信じ込まず新しい情報も収集し、総合的に科学的に判断する必要があります。

とはいえ、安全であっても消費者が選べる、というのは大切なことなので、防かび剤が使われた果物は、店頭や包装などで表示するルールとなっています。私は気にせず輸入レモンを買いますが、気になる、という人は国産レモンや「防かび剤不使用」などと表示した輸入レモンを購入しましょう。

○オレンジやバナナは大丈夫？

なお、防かび剤が使われるほかの食品、たとえば輸入オレンジやグレープフルーツ、バナナなども同じで、懸念はありません。ところが、バナナはヘタのところに農薬が多いから切り落として食べろというような根拠のない情報が流されています。農薬や防かび剤を除去するという〝洗浄剤〟も多数、売られていますが、効果はありません。農薬や防かび剤といっても、化学物質の性質としては多種多様で、外側の皮に付いているものや、中に浸透するものなどさまざまあり、一つの洗浄剤で対応できるはずもありません。それにそもそも、そんな大量の農薬や防かび剤は野菜や果物には残留していないのです。

46

魚介類の水銀

妊婦は注意し、魚種により食べる量、回数に注意を

POINT

◎メチル水銀が自然界に微量あり、大型魚に生物濃縮されている
◎お母さんが一定量以上食べることにより、胎児にわずかに影響する可能性がある
◎妊婦は、クロマグロ、メカジキであれば週に1回程度は食べてよい

○公害のような汚染はない

お寿司屋さんの一番人気はマグロでしょう。マグロに限らず魚介類は、たんぱく質が豊富でDHA、EPAなど体によい不飽和脂肪酸を多く含みます。これまで肉を多く食べてきた欧米でも魚のよさが知られるようになり、世界的に魚介類の摂取が増えました。とくに大型マグロは資源管理のための漁獲制限が国際委員会で決められているほどです。

ただし、魚介類にも気になる点があります。水銀です。

図版 27 妊婦が注意すべき魚介類の種類と食べる量（筋肉）の目安

食べる量（筋肉）の目安	魚介類
1回80gとして妊婦は2カ月に1回まで（1週間あたり10g程度）	バンドウイルカ
1回80gとして妊婦は2週間に1回まで（1週間あたり40g程度）	コビレゴンドウ
1回80gとして妊婦は週に1回まで（1週間あたり80g程度）	キンメダイ／メカジキ／クロマグロ（本マグロ）／メバチマグロ／エッチュウバイガイ／ツチクジラ／マッコウクジラ
1回80gとして妊婦は週に2回まで（1週間あたり160g程度）	キダイ／マカジキ／ユメカサゴ／ミナミマグロ／ヨシキリザメ／イシイルカ／クロムツ

キハダマグロ、ビンナガ（ビンチョウ）、メジマグロ、ツナ缶は対象外で、バランスの良い食事の中で普通に摂ってよい
妊婦は、妊娠している女性のほか、妊娠可能性のある女性も含む

出典：厚生労働省資料

水銀汚染は、公害の「水俣病」がよく知られています。1950年代から60年代にかけて工場から排出されたメチル水銀が魚介類に高濃度に蓄積し、日常的に食べていた工場周辺の住民が中毒となり神経疾患を発症しました。

工場排水は規制され、現在はこのような公害はありません。しかし、ごく微量の水銀は自然界にあり、魚介類にもメチル水銀として含まれます。水俣病で問題となった魚介類とはレベルがまったく異なりごく微量ではありますが、含まれているのです。日本国内で含有量に地域差はありません。

こうした魚介類を私たちは食べていますが、健康影響は出ていません。しかし、メチル水銀を一定量以上、妊娠中のお母さんが食べた場合に、お腹の中の子どもが影響を受けやすい、と

されています。音を聞いたときの反応が1／1000秒以下のレベルで遅れる、というぐらいで、将来の生活に支障が出るわけではありません。しかし、そうであっても影響が出ないようにしなければなりません。

○厚生労働省が魚種別目安を公表

魚介類の種類によりメチル水銀の含有量に違いがあり、食物連鎖の上位にいるマグロなどは比較的高めであるため、厚生労働省は、妊婦やお腹に胎児がいる可能性がある女性に対して、魚種による摂取頻度の目安を公表しています（図版27）。

厚生労働省が目安を公表したときにはずいぶんと話題となり、「妊婦は魚を食べてはいけないのか」という反応もありました。そうではありません。メチル水銀を含むから魚介類を食べない、としてしまうと、よい栄養を摂れません。求められているのは、**消費者自身が水銀濃度の多さに応じて食べる量を調整し、影響が出ないようにしつつ栄養も摂る、という微妙なコントロールです。**

授乳期については、お母さんがバランスのよい食生活の中でこれらの魚介類を食べるのであれば、母乳を飲んでいる赤ちゃんへの影響は見出されていません。幼い子どもも、マグロばかり食べるのでなくバランスのよい食生活を送っていれば、メチル水銀を気にする必要はありません。

47

養殖サケ
安全性は心配せず買ってよい

POINT

◎生食されるようになり全国で食べられている
◎人工種苗養殖なのでアニサキスフリー
◎「養殖サケは抗生物質漬け」は誤情報

○チリ、ノルウェーなどから大量に輸入されている

サケは日本で昔から食べられてきた魚ですが、その中身は大きく変化したようです。昔は、サケが獲れる北国を中心に「塩ジャケ」としてよく食べられていました。しかし、今は刺身や寿司など生食の需要が増え、チリ、ノルウェー、ロシアなどから養殖サケが輸入され、国内養殖も盛んになり、全国で購入量、摂取量が増えています。

天然のサケは、寄生虫アニサキスがいる場合があり、昔は生でサケを食べてはいけない、と

されていました。アニサキスは、食べると胃や腸の粘膜から中に刺入しようとして激痛をもたらし、生のサバやブリなどで近年、食中毒が急増しています。しかし、アニサキスは魚の中心部までマイナス20℃以下で24時間以上冷凍すれば不活化します。そのため、冷凍工程を経たサケは生で食べられます。

養殖は天然稚魚を捕まえてきて生簀で買う「天然種苗」と、人工的に卵から孵化させた稚魚を育てる「人工種苗」がありますが、サケは人工種苗からの養殖。**そのため、アニサキスに感染する機会がなく、養殖サケはアニサキスフリーと考えられています。**こうしたことから、刺身や寿司での生での需要が一気に高まり輸入量も増えていった、と考えられます。

養殖サケは「抗生物質漬け」と不安を煽る雑誌記事などもありますが、養殖に抗生物質や合成の抗菌剤が多用されたのは昔のこと。**現在は、サケに限らずさまざまな魚で、ワクチンをうまく用い、抗生物質・抗菌剤の使用を抑えた養殖が行われています。**そもそも、日本でもこれらの魚介類への使用方法や残留基準が決められています。適切に使うことで安全上の問題が生じない仕組みです。

環境に配慮した養殖で生産された水産物を認証するため設立された水産養殖管理協議会（ASC）も、ウェブサイトで「養殖のサーモンは抗生物質で満たされている」とする情報は誤解であるとして、解説しています。

コラム

サケ弁当のサケはどの種？

図版 28 **サケ科の魚種と呼び名**

和名（日本での代表的な呼び方）		**英名**（英語での代表的な呼び方）	
川に残る（陸封型）	**海に降りる**（陸海型）	**川に残る**（陸封型）	**海に降りる**（陸海型）
	シロサケ（アキザケ）		チャムサーモン
	ギンザケ		シルバーサーモン
ヒメマス	ベニザケ		レッドサーモン
ヤマメ	サクラマス（ホンマス）	チェリートラウト	チェリーサーモン
※（アマゴ）	サツキマス		サツキマスサーモン
※（ビワマス）		ビワトラウト	
	タイセイヨウサケ		アトランティックサーモン
ニジマス	トラウトサーモン	レインボートラウト	スチールヘッド
	カラフトマス		ピンクサーモン
	マスノスケ		キングサーモン
	チャマス		ブラウントラウト

すべてサケ科の魚で、横の列は同一種。※はヤマメの亜種

出典：魚食普及推進センター

サケにはさまざまな種類があることをご存知でしょうか。育つ場所や性別や大きさ、形などで名称が変わるため混乱しやすいのです。

大日本水産会の「魚食普及推進センター」が詳しく解説しています。

いやはや、ややこしい。私は、サケは海にいる魚、マスは湖にいる魚、と思い込んでいましたが、誤解でした。ニジマスは、淡水で育ち小型のものは身が白いのですが、海に出て甲殻類などを食べると身が赤くなるそうです。切り身だと、シロサケなどと区別がつきません。

また、国内でも呼び名が違う種もあり、シロサケ＝アキザケであり、シャケ、時不知（トキシラズ）、鮭児（ケイジ・ケンチ）、ブナなどとも呼ばれています。

10年ほど前、トラウトサーモン（ニジマス）を焼いた切り身が入った弁当を「サケ弁当」として売ってはならない、と消費者庁が示して、大騒ぎになったことがあります。それまで普通にサケ弁当として売られていたからです。結局、事業者の意見も受け、味や肉質から消費者に「サケ」として定着しているとして、表示してもよい、という結論になりました。

48

飲食店での肉の生食

細菌やウイルスなどが深刻な食中毒を招く

POINT

◎肉の中心部まで75℃1分以上加熱すると、細菌やウイルスは死ぬ
◎鶏肉の生食や焼き鳥の加熱不足でカンピロバクター食中毒が多発している
◎生焼けのハンバーグやとんかつも避けるべき

◯ユッケ食中毒で5人が死亡

２０１１年４月に焼肉店で起きたユッケによる食中毒事件を覚えている人は多いでしょう。牛肉を生で食べるユッケが腸管出血性大腸菌で汚染されており、１８１人が発症し子ども３人を含む計５人が亡くなりました。

この事件をきっかけにユッケや肉たたき、肉刺し、タルタルステーキなど、牛肉を生で客に提供する場合に守らなければならない「規格基準」が２０１１年11月、できました。「冷凍して

いない枝肉から切り出した肉塊を速やかに衛生的な容器に入れて、表面から1㎝以上の深さを60℃で2分間以上加熱した後、速やかに10℃以下に冷却する」など、多数の条件を守らなければなりません。牛の約1割は腸内に腸管出血性大腸菌を持っていますが、症状は出ません。屠畜して骨や内臓などを切り分けて枝肉にするときに、体内の腸管出血性大腸菌が肉に付かないように十分注意されますが、ゼロにするのは難しいのです。肉の保存期間が長くなると、表面にいた菌が肉の塊の中に入り込んでゆくことも実験で確認されたので、対処する加熱法が決められました。客に提供するには、衛生的な専用施設や調理器具を用いて、講習を受けた人が加工調理を行わなければなりません。そのため、ユッケや肉たたきは焼肉店などでは非常に高価なメニューとなりました。**家庭では汚染のない肉塊を入手して衛生的に加工するのは無理なので、ユッケや肉たたきなどを作って食べるのはやめるべきでしょう。**

さらに、牛レバーを生で食べる「レバ刺し」は提供禁止になりました。レバーは中に腸管出血性大腸菌が入り込んでいる可能性があり、生での殺菌は不可能と判断されました。

○感染者が知らないうちに家族にうつすケースも

2012年7月にレバ刺しが禁止になる直前、飲食店での駆け込み需要が起こり、腸管出血性大腸菌食中毒が多発しました。この菌は怖い面があり、感染しても不顕性感染といって、症状が表に出ない人がいます。しかし、便として排出するのです。しかも、ごく少数の菌で感染力を持ちます。そのため、**レバ刺しを食べた本人は感染に気づかないまま家族にうつしてしまい、抵抗力の弱い子どもに深刻な症状を引き起こす、ということが起こりえます。**

そうした怖さが一般の人たちには伝わらないまま、残念なことに未だに保健所などに隠れてレバ刺しを提供する店がある、とよく聞きます。

◯後遺症で寝たきりになることも

牛肉の生での提供が規制され、豚肉と豚レバーもE型肝炎ウイルスなどを防ぎきれないことから、生食での提供は禁止されました。一方、規制されていないのが鶏たたきや鶏刺しなど鶏肉の生食料理です。厚生労働省が毎年まとめる食中毒統計において、原因細菌の中でもっとも事件数が多いのがカンピロバクター。鶏肉の生食料理や加熱不足の焼き鳥などにより患者が多発しています。カンピロバクターも生きた鶏が普通に保有していて症状は出ません。鶏肉の中心部まで75℃以上で1分間以上火を通せば肉は白くなり、カンピロバクターが死んで安全に食べられます。ところが、一部の地域で食べられていた鶏たたきや鶏刺しなどの生食習慣が全国的に広がり、飲食店で提供されるようになってしまいました。古くから生食されていた地域は、特別なガイドラインを設定してカンピロバクターに汚染されていない生食用の鶏肉を生産しています。しかし、他地域でガイドラインが適用されていない加熱用の鶏肉が生や加熱不足で食べられ事故につながっています。**時々焼き鳥屋さんなどで「新鮮だから安全」というお店があったりしますが、完全な間違いです。**カンピロバクターという細菌は空気を嫌うので、面白いことに空気に触れていると増殖できず死んでゆく。逆にいうと、空気にまだそれほど触れていない新鮮な鶏肉は、カンピロバクターが元気かもしれません。

カンピロバクターは、食中毒から回復した後に、ギラン・バレー症候群になる場合がありま す。急に手や足に力が入らなくなる病気で寝たきりになってしまう人もいます。

日本人は魚を刺身でよく食べるせいか、生食に抵抗が薄いのかもしれません。ソーシャルメディアではしばしば、鶏肉の生食料理や中が生のハンバーグ、ピンク色のとんかつなどが「おいしい」と話題になります。でも、**肉と魚では付いている菌やウイルス、寄生虫などの種類が違うのですから、同一視してはいけないのです。**

なお、馬刺しは普通に食べられるけれど、と気になる人もいるでしょう。馬は腸管出血性大腸菌やカンピロバクターを保有していない、とされています。しかし、**筋肉中に住肉胞子虫の一種、「ザルコシスティス・フェアリー」がいる場合があり、馬肉を中心部までマイナス20℃以下で48時間以上冷凍すると死ぬことがわかりました。**厚生労働省が通知を出し、現在は冷凍工程を経た馬刺しが提供されています。

49

自然塩・天然塩
「ミネラル豊富」で買うのはナンセンス

POINT

◎血圧上昇を抑えるなどの効果は、ヒトでは確認されていない
◎日本人のほとんどは塩を摂り過ぎている
◎心地よい情報は広がりやすい

○自然天然塩という名称は、業界ルールで禁止

精製塩は体に悪い、天然塩、自然塩なら血圧が上がりにくい……。そんな情報がインターネット上で盛んに流れています。**しかし、そんな効果は認められていません。**

塩は通常、海水を濃縮して結晶化させて作っており、塩味は塩化ナトリウム（ＮａＣｌ）によるものです。昔の塩は、塩化ナトリウムの含有量が少なくほかのさまざまな物質を含んでいたそうです。品質のよい塩を安価に供給するため、１９４９年から日本専売公社が塩を専売していま

した。その後、ほかのさまざまなミネラル分などもふくむ塩が作られるようになり、2002年に塩の販売が完全自由化されて、多数の製品が販売されるようになりました。

現在、塩化ナトリウムを99・5％以上含む塩が「精製塩」として公益財団法人「塩事業センター」で販売され、そのほか多くの事業者が、多彩な製法で作られたカルシウムやカリウム、マグネシウムなども含む塩を売っています。ただし、天然塩、自然塩という言葉はありません。一時期、商品名や広告に氾濫していましたが、現在は、業界が国の認定を受けて作った自主ルール（公正競争規約）で、これらを禁じています。「自然や天然で味がよい、健康によい」などと事実ではないイメージを消費者が持ってしまう、という理由が説明されています。「ミネラルたっぷり」や「健康・美容によい」などのパッケージへの表示や広告宣伝も法律違反なので、行われていません。なのに、塩化ナトリウム以外のミネラル分を多く含む塩は粗塩とも呼ばれ、体によい、というイメージは強固にあります。

たしかに、塩化ナトリウム以外の成分を多く含む塩を使った料理は、味が複雑になりおいしさを感じます。しかし、**それは舌が微妙な違いを感じているだけで、食べた人の健康を左右するほどのミネラル分は含まれていません。**

ミネラル分が多いある製品を調べてみました。塩化ナトリウムの割合が87％で、塩100gあたり、マグネシウム700mg、カルシウム400mg、カリウム240mgを含むと表示されています。これだけ見るとなんだかよさそう。

でも、誤魔化されないで。**塩100gも食べたら塩化ナトリウムの摂り過ぎで死ぬかもしれない、という量です。**日本人の食事摂取基準2025年版における食塩の1日の目標量は、成人男性で7・5g未満です。すべてをこの塩から摂ると仮定して、ナトリウムの摂取量は少し減りますが、マグネシウムは52・5mg、カルシウム30mg、カリウム18mgしか摂れません。

一方、たとえば、冬採りのゆでほうれんそう100gから摂取できる量はマグネシウム40mg、カルシウム69mg、カリウム490mgです。つまり、**塩が含むミネラルは少なく、野菜や肉、大豆製品などから摂るほうがはるかに効率がよいのです。**

○高血圧や胃がんリスクを上げてしまう

塩を多く摂り続けていると、血圧を上げ心臓疾患や脳卒中の増加につながります。胃がんリスクも上がります。日本人の実際の1日の摂取量は2013年の東京大学の研究チームの調査で成人男性は14g、女性で11・8gで、目標量を大きく上回っています。近年の研究で、食塩に対して遺伝的に感受性の高い人と低い人がいる、ということも指摘されていますが、そうした要素を考え合わせても、日本人のほとんどは塩の摂取を努めて下げるべきです。塩化ナトリウムと一緒にミネラルをとることで血圧を上げない、というヒトでの根拠もありません。天然塩や自然塩は、塩をたくさん摂る言い訳にはなりません。

なのに、雑誌やウェブサイト、SNSなどにどうして天然塩や自然塩がよい、という情報が繰り返し流れるのか？　私は、その情報が多くの人たちにとって心地よいからだろうと思っています。現実と目標量は大きく離れています。成人男性で1日7・5g未満にしろ、と言われても、現実にはラーメン1杯を食べスープまで全部飲んでしまうと、その1杯で目標量を超えるほどなのです。塩はおいしい。なのに減らさなければならないと常に言われる。そんなところに救いの手が……というのが天然塩や自然塩という言葉ではないでしょうか。うれしくなって「本当だったらいいな」と思う。ほかの人にも伝えたくなってしまう。

でも、そんな科学的根拠はありません。減塩は大事。しかも、子どもの頃からの塩分控えめ生活が、中高年になってからの高血圧も防ぎます。

塩の主要な摂取源になっているメニューは、汁物や麺類、醤油やドレッシングなどの調味料のようです。昔は、漬物や佃煮などがよく槍玉に上がっていましたが、近年はそれぞれ減塩が進み、若い人たちの消費量もぐんと減り、大きな存在ではなくなっています。私は、**汁物の代わりにお茶を飲む／麺類のスープは残す／マヨネーズやドレッシングは使わない**など工夫しています。そのおかげか、高血圧とは無縁です。年代に合わせた減塩策が求められています。

50

乳児用粉ミルク
70℃以上のお湯で溶かして殺菌を

POINT

◎製造段階での完全殺菌は難しい
◎海外ではクロノバクター・サカザキによる死亡事故が起きている
◎液体ミルクを購入するのも一つの手段

○自然の菌の混入を防げない

乳児用粉ミルクは、多くの乳児にとって生きるのに必須の食品です。母乳が赤ちゃんにとってもっともよいのはたしかですが、お母さんが薬を飲んでいたり母乳が出なかったり、いろいろな事情で、粉ミルクに頼る赤ちゃんも少なくありません。ところが、粉ミルクをお湯で溶く際のミスにより細菌による食中毒が発生することがあります。**海外では死亡事故も起きているのに日本ではこのリスクがあまり知られていません。**

なぜ、食中毒が起きるのでしょうか？

粉ミルクは粉乳や油脂、ビタミン類などを調合し殺菌、乾燥して製造し容器に充填していま す。しかし、自然界にはさまざまな種類の細菌が大量にいます。粉ミルクメーカーは、衛生管理のレベルを非常に高く設定して製造しているのですが、完全な無菌にすることは難しい、とされています。

とくに問題なのは、クロノバクター・サカザキという細菌。自然界やヒトの腸内などにごく普通にいる菌なので、粉ミルクの製造においても混入してしまう場合があります。そのため、海外では乳児の感染事例が報告されています。２０２１年には米国で、乳児4人の感染が確認され、うち2人は死亡しました。製品の自主回収により粉ミルクが足りなくなり、大騒ぎに。**日本にはこの製品は輸入されておらず、感染例も見つかっていません。**

○表示はよく読んで、安全を守る

世界の粉ミルク調査で、製品の1割以上からこの菌が検出されているほか、日本の２００６～07年度の調査でも、3％の粉ミルクから菌が検出されました。加えて、この菌は自然界中によくいる菌なので、家庭でも粉ミルクの容器を開け閉めしたりミルクを調製したりしている間に入り込む恐れがあります。

しかし、家庭でできる対策があります。**この菌は70℃以上の湯で殺菌できるのです。**こうしたことから、粉ミルクの缶には必ず「70℃以上の湯で調乳するように」と書いてあります。調乳後に哺乳瓶を冷水や流水などで外から冷やして赤ちゃんに飲ませると、この菌は死んでおり安全が守られます。

残念なことに、表示をよく読まない人もいるようです。熱い湯で作り冷ますのは面倒だから、と、最初からぬるま湯で作ってしまう人も。それはとても危険です。また、ミルクの作り置きはダメ。生ぬるいミルクは、細菌が増殖するには絶好の環境です。**調乳後、2時間以内に飲みきれなかったミルクは捨てるように、**と世界保健機関（ＷＨＯ）は示しています。

ミルクの調製用にお湯をポットに入れて持ち歩く人もいますが、ポットのお湯はすぐに冷めてしまいます。私も母乳が十分に出なかったので粉ミルクを使っており、お湯を持って外出したこともありましたが、クロノバクター・サカザキのリスクを後で知って、「よく食中毒を起こさなかったものだ」と胸を撫で下ろしました。

今は、ありがたいことに乳児用液体ミルクがあります。２０１８年の制度改正によりやっと認められ、19年から市販が始まりました。ヨーロッパでは液体ミルクのほうが普及しているとされ、日本の液体ミルクも衛生的に製造されています。粉ミルクより高価ですが、外出時などはこちらを利用する方が安全管理しやすいでしょう。

コラム

ローストビーフの作り方

牛レバ刺しが規制強化された際によく聞かれたのが、肉たたきは特別な製法が求められるのにローストビーフがそうではないのはなぜ？　という質問。実は、ローストビーフは食品衛生法上は「特定加熱食肉製品」に位置付けられ、中まで加熱しなければなりません。中は生、ではないのです。

事業者が製造販売する場合には、肉の管理や中心部の温度など、細かいルールが決まっています。家庭で調理する際には、購入するまでの肉がどのような温度でどう管理されていたかなどが不明なため、肉の中心部の温度が63℃になってから30分間維持するか、それと同等の条件である中心部が70℃で3分間、あるいは75℃で1分間の加熱をすることで、殺菌でき安全に食べられます。

肉の中心部の温度をしっかり上げるには、かなりの時間がかかります。一時、塊の牛肉の表面をフライパンで数分焼いてからアルミホイルで包んで保温して放置し、余熱で火を通す簡単レシピが流行しました。しかし、そのやり方では中心部の温度が十分に上がらず殺菌できません。内閣府食品安全委員会が2021年、このレシピを止めるように呼びかけ、有名料理研究家やテレビ番組のレシピなども変更されました。

51

緑茶

健康効果を意識して買ってよい

POINT

◎緑茶を飲む頻度が高いと死亡リスクが下がる
◎抗酸化などが期待されるが、特定の効果は確実とは言えない
◎サプリメントは、茶カテキンの過剰摂取にならないように注意が必要

○10万人の調査で効果が明らかに

緑茶の健康効果は、かなり高いエビデンスがある、と言えそうです。健康によい、と言われる多数の食品やサプリメントについて「だめ」「エビデンスが低い」と書き続けてきた私ですが、緑茶については期待があります。

キャベツ（P.200）で紹介したJPHCスタディで緑茶の健康影響も解析されており、緑茶を飲む頻度が高い人たちは、死亡リスクや疾患リスクが低いことが明らかとなり、2015

図版29 緑茶の杯数と死亡リスク

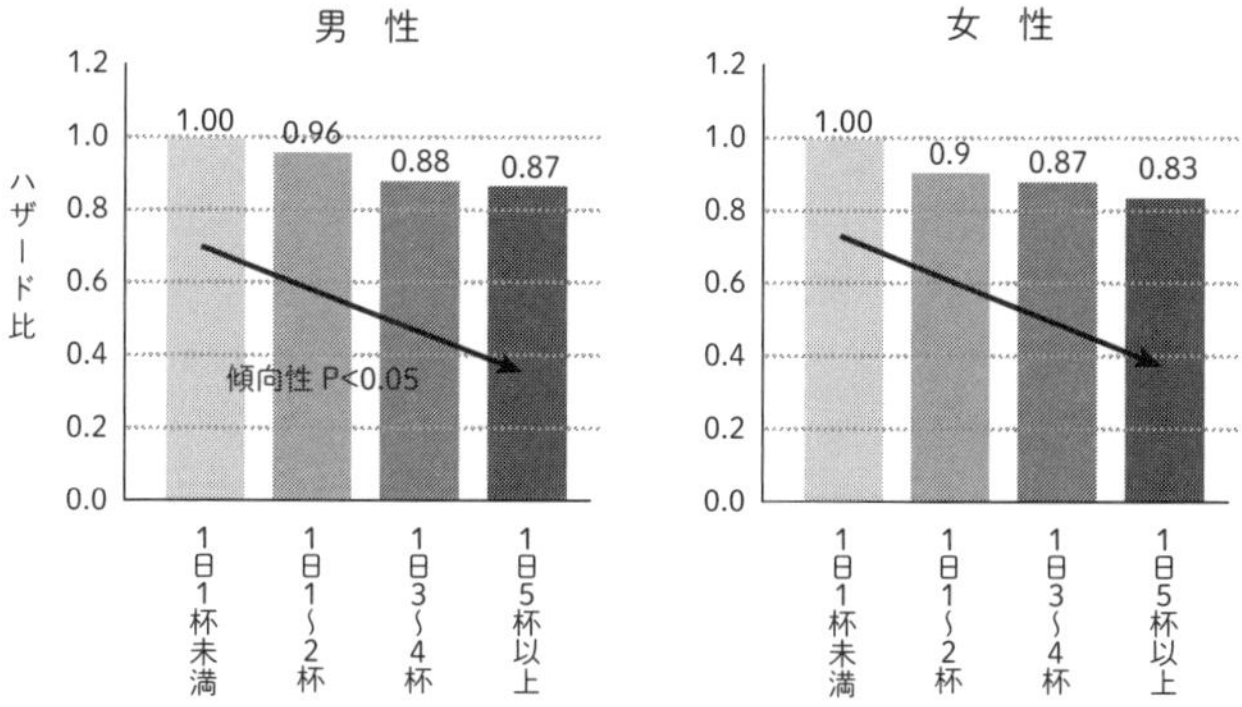

出典：国立がん研究センター「JPHC スタディ」研究成果

年に論文が発表されました。1日に1杯未満飲む人、1～2杯飲む人、3～4杯飲む人、5杯以上飲む人の4群に分けて解析したところ、**1杯未満の人に比べて5杯以上飲む人は、男性で死亡リスクが13％、女性で17％も下がっていました。**

この研究だけでなく、アジア各国の同様の調査研究などからも、リスク低減が示されています。研究者は茶が持つポリフェノールである「茶カテキン」の影響があるのではないか、と考えています。

茶カテキン自体についても研究が進んでおり、抗酸化、殺菌、高血圧低下、血糖値上昇抑制、体脂肪低減などの効果の可能性があります。機能性表示食品としても飲料やサプリメントなど製品が多数あり、トクホ製品も販売されています。

ただし、**茶カテキンと体脂肪低減など特定の効果については、エビデンスが強いとはまだ言い難い状況だと考えます。**

とくにサプリメントは注意が必要。過剰摂取になりやすいからです。欧州食品安全機関（ＥＦＳＡ）は、緑茶を伝統的な方法で抽出して飲む方法については安全と判断していますが、**サプリメントとして茶カテキンを８００㎎／日以上摂取すると、肝機能を表す血液検査数値が上昇する恐れがある、としています。**

茶カテキンの摂取量は、緑茶を飲んでいるのであれば１日に多くても３００㎎程度。トクホや機能性表示食品の飲料だと、多いもので１日５４０㎎。これらを表示の１日目安量通りに飲むのなら問題ありません。しかし、効果を期待して多めに飲み続け、黄疸や肝障害になった人を見つけた、という話は医師からよく聞きます。表示はよく見て守りましょう。

また、緑茶の木は、植物として土壌中のアルミニウムを吸収しやすく、他国政府機関の中には注意喚起を出したところがあります。鉛やカドミウムなども多くなる可能性があります。国産茶葉については２０１９年度、農林水産省が調査しており、茶からの摂取量は食品全体からの摂取量より著しく少ないことを確認しています。

コラム

花粉症への効果を期待される「べにふうき」

通常の緑茶とは異なる「べにふうき」緑茶は、花粉症の症状を和らげる効果を期待されています。機能性表示食品としても販売されており、「ハウスダストやほこりなどによる目や鼻の不快感を軽減することが報告されている」と表示されています。

べにふうきはもともとは紅茶の品種でした。紅茶と緑茶の原材料は同じ。カメリア・シネンシスというツバキ科の植物の葉から作ります。緑茶は、葉を蒸したり炒ったりして加熱した後に乾燥させます。紅茶は、葉を揉んで茶自身が持っている酸化酵素の働きを促し、茶カテキンを別物質に変化させるなどして、緑茶とは異なる風味のお茶を作り出します。

べにふうきは、日本で紅茶に向く品種を掛け合わせて1993年に紅茶用として品種登録されましたが、当初は人気がなく栽培量もごくわずかでした。ところが、国立研究開発法人である「農研機構」の研究により、ほかの品種にはほとんど含まれていない茶カテキンの一種、メチル化カテキンの含有量が豊富で、抗アレルギー効果を期待できることがわかってきました。

べにふうきを紅茶に加工すると、メチル化カテキンはなくなります。そのため、緑茶に加工して販売されるようになったのです。

コラム

食品ロスと新鮮志向

食品ロスは、まだ食べられるのに廃棄される食品のことです。日本では年間に500万tの食品ロスが発生しています。飢餓に苦しむ人々に向けた世界の食料支援量に相当する量だそうです。国民1人あたり、毎日、お茶碗1杯に相当する量を捨てています。

食品ロスを削減するため、スーパーマーケットやコンビニエンスストアでは、消費期限が近づいた弁当や総菜などの値引き販売が行われています。メーカーは、賞味期限を延長する技術開発にも力を注いでいます。宴会や結婚披露宴などの大量の食べ残しも問題視され一人当たりの提供量が減ってきましたし、ファミリーレストランでは小盛りメニューの充実が図られています。また、食べ残しの持ち帰りも推奨されるようになりました。ただし、常温で置かれていた料理を持ち帰ってさらに時間をおいてから食べると食中毒が起きやすく、持ち帰った人はなるべく早く食べる必要があります。

食品ロス問題にはさまざまな原因があるのですが、消費者の過度な新鮮志向も大きい、とされています。たとえば、パンや牛乳など店の棚の奥の方からなるべく新しいものを取っていませんか？　手前に並んでいる日付が1、2日前のものも品質や安全性はほぼ同じなのに売れ残ってしまい、廃棄に至ることがよくあります。生協やコンビニエンスストアで手前から取ることを呼びかける「てまえどり」キャンペーンが行われています。

また、期限表示の意味がよく理解されていないのも問題です（図版30）。消費期限は弁当や総菜など

図版 30　消費期限と賞味期限のイメージ

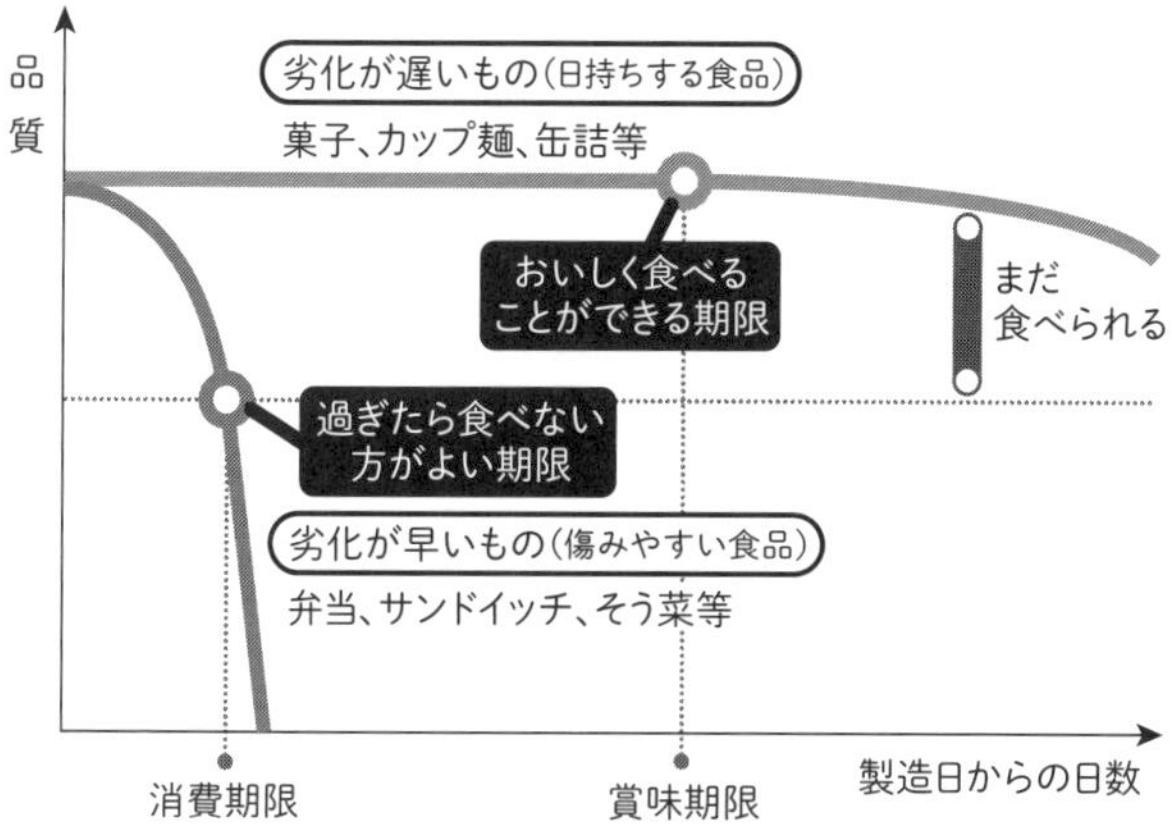

出典：消費者庁「食品ロス削減ハンドブック」

傷みやすい食品に表示されるもの。消費期限を過ぎると腐敗等により安全性に懸念が出てくるので、消費期限を過ぎたものは食べないほうがよいのです。一方、賞味期限は品質のすべてが保持されおいしく食べられることを製造者が保証するもの。賞味期限を過ぎると緩やかに品質が下がってゆきますが安全性に懸念はなく、過ぎても食べられます。消費期限と賞味期限を区別せず、一律に切れたものを「危ないから」と捨てていませんか？
こうした誤解をなくす必要があります。

コラム

「今の野菜は、昔より栄養価が少ない」は間違い

「今の野菜は栄養不足で水っぽい」という説があります。「土が痩せているからだ。農薬、化学肥料を使わない有機野菜を」とか、「だから、サプリメントでの補給が必要」などの話につながります。根拠は、文部科学省が長年発表し続けている「日本食品標準成分表」の数字。たしかに、ビタミンCや鉄などが激減しています。国の発表なら信用できる……。そう思う人もいるようです。でも、これは間違いです。

理由は複数あります。まず、分析法が時代により違います。ビタミンCは、昔の測定法では数値が実際より過大でした。ほかの栄養素でも過大だったり過小だったりいろいろ。分析法は、より正確に測定できるように進歩し変わってきているので、昔の数値との単純比較は意味がありません。

次に、収穫時期や品種も違っています。野菜や果物など農林水産物は、収穫時期や産地、品種等によっても栄養素が変わって当たり前です。たとえばほうれん草は昔、冬場が旬でしたが、今は通年で栽培され収穫されています。冬に栽培されていたがっしりと硬いほうれんそうと、現在、通年で出回るサラダ用のものと、同じほうれんそうでも栄養素がまったく異なっていて当たり前、なのです。しかし、昔の日本食品標準成分表では、いつ、どのような産地で収穫されたものか不明。現在は、野菜の種類によっては夏採りか冬採りか冷凍か、などを区別していたり、品種で分けていたり、調理法もさまざまな種類を測定しています。

こうしたことから、文部科学省自体が「過去のデータとの単純比較は適当ではない」と説明しています。ところが、「昔はよかった」と言って自らのビジネスにつなげたい人などが、都合のよい数字を抜き出して「こんなに減った」と言っているのです。

コラム

卵コーナーでわかるスーパー判別法

よいスーパーマーケットと悪いスーパーマーケットの見分け方。もちろん、価格がとても大事ですが、私は衛生管理に注目します。もっともわかりやすいのは卵。保存温度によって卵は品質、中の菌の増殖によるリスクが大きく変わるので、販売も冷蔵で行うのが望ましい、と科学者は口を揃えます。でも、消費者にとって卵は、常温で安売りするイメージなので、気にする人が多くありません。冷蔵ショーケースは購入額が大きく電気代もかかります。スーパーマーケットにとっては、お金をかけるかどうか悩みどころで、店によってまちまちです。私は冷蔵されている卵を購入します。

冷凍食品も、ショーケースに必ず付いている温度計を見てマイナス18℃以下で管理されていると○。平型の冷凍ショーケースはオープンなので、冷凍が保たれているか不安になりますが、積荷限界線（ロードライン）より低い位置にある商品は大丈夫。線を超えて山積みされているところは×です。鮮魚も、しっかり管理されている売り場は清潔ですし、氷も随時追加されて温度管理されています。サバやブリ、生サケなどはアニサキスを説明して、冷凍や加熱で不活化できることを掲示しているところも増えてきました。

スーパーマーケットのきめ細かな努力を、消費者もわかってあげられるようになりたいですね。

第 5 章

Part 5

あなたを守る
リテラシーを身につける

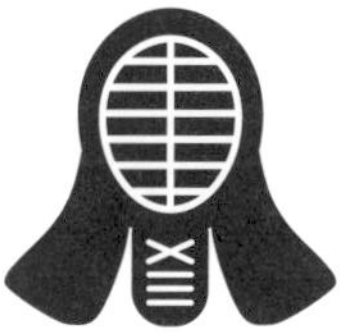

52

栄養成分表示の読み解き方

加工食品購入時に確認し、健康管理を

POINT

◎「どの量に対しての表示か」を確認する
◎メーカーごとに栄養成分が異なることがある
◎ハムなどの食品では±20%以上の誤差が生じる可能性がある

ここまで、食品の具体例を通して、安全性や機能性、栄養などについて多角的に解説してきました。本章では、多数の食品について「買うべき?」「食べるべき?」を判断するための基本となる「リテラシー」を解説します。リテラシーとは、情報を主体的に読み解き活用し発信もできる力、つまり「読み書きそろばん」のこと。だれもが、リテラシーを必要とする時代です。

○表示の見方にはコツがある

バランスのよい食生活を送るには、食品ごとの栄養成分をおおまかに把握しておくのがおすす

図版 31　栄養成分表示の見方

栄養成分表示 1本（200ml）あたり	
熱量	140 kcal
たんぱく質	7 g
脂質	8 g
炭水化物	10 g
食塩相当量	0.2 g

単位に注意
1本あたりか、1袋あたり、中の小袋1袋あたり、100gあたりなど、さまざまな記載方法がある

この表示値は目安です

但し書きとして、この文言や「推定値」と書かれている場合は、表示されている数字が実際と±20%以上、違う可能性がある

めです。肉や卵、野菜などの生鮮食品については、日本食品標準成分表で調べるのが簡単。炒めたりゆでたりなど基本的な調理の違いも調べられます。インターネットでも、文部科学省が公開しており、食品ごとに検索することもできます。ハンバーグや鶏からあげ、肉じゃがなど調理済みの食品も、点数はまだ多くはないものの、掲載されています。（食品成分データベース https://fooddb.mext.go.jp）。

調理済み食品、加工食品は、メーカーによってばらつきが大きく、パッケージに入れて販売する場合には、エネルギー（熱量）、たんぱく質、脂質、炭水化物、食塩相当量の5項目を表示することが義務付けられています。食品によっては、カルシウムや糖質、食物繊維などを任意で表示している場合もあります。購入時にちらっ

と見る習慣をつけておくと、食塩やエネルギー摂取など、自己管理しやすくなります。

ただし、その見方にはコツがあります。**もっとも注意が必要なのは、栄養成分表示の記載がどの量あたりか**、ということ。牛乳は多くの製品が、図のように「200㎖あたり」ですが、ペットボトル飲料だと、製品により、1本あたりで表示しているものと、100㎖あたりの表示があります。とくに、エネルギーが多めの製品は100㎖あたりで記載されていることが多く、**500㎖のペットボトル1本を飲むなら、すべて5倍で計算しないと実際に摂取する量はわかりません。**無添加の果汁飲料や、甘味料ではなく液糖を用いた飲料などは100㎖あたりの量が表示されていることが多く、1本でかなりの熱量や炭水化物を摂ることになります。気づいて愕然とする人もいるかもしれません。

また、栄養成分表示に記載されている数値は、測定値や日本食品標準成分表から計算された値ですが、実際の食品の栄養成分はけっこうばらつきがあります。たとえばハム。脂身がどの程度入るかで、熱量や脂質量など大きく変わります。でも、脂身の量をすべての製品で均一にするのは不可能です。そのため、こうした±20%以上の誤差が起こりうる食品については、「この表示は目安です」とか「推定値です」という文言を入れるルールとなっています。

53

「人工合成は危険」は思い込み

自然天然に危険な物質が数多くある

POINT

◎意図して使う人工合成品は慎重に安全性が検討されている
◎食品に対する意識が、科学者と一般層のあいだでずれている
◎「昔はよかった」は単なる思い込み。改善が進んでいる

○人間に害を及ぼしているのはむしろ自然物

多くの人が、自然天然は安全で人工合成は危険、と考えています。そして、人工合成の物質は排除しようと考え無農薬や無添加、オーガニックなどがもてはやされます。

しかし、ふぐ毒やきのこ毒のことを考えればわかるように、自然天然で非常に強い毒性を持つ物質は多数あります。深刻な食中毒などの現象が引き起こしているのはほとんど、微生物や寄生虫、ふぐ毒をはじめとする自然物です。一方、意図して使われる化学合成農薬や食品添加

図版 32　食品に対する認識……一般人と科学者のずれ

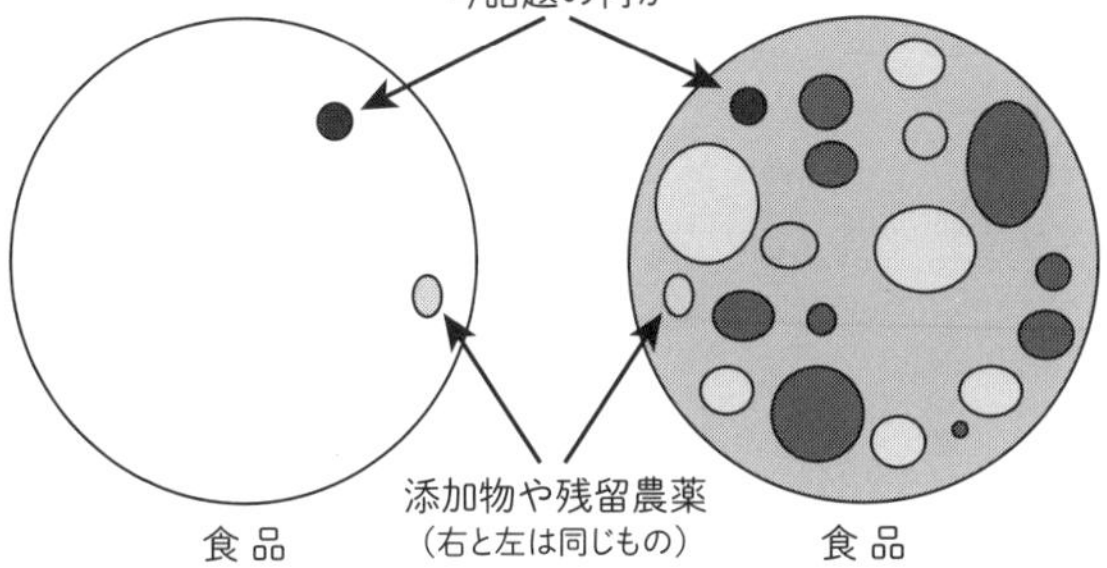

畝山智香子さん提供

物は、内閣府食品安全委員会や厚生労働省が詳しく安全性を検討し、適切に使われれば安全が確保されると判断したものが使われています。使い方や使う量、使う対象の作物・食品、残留基準なども同省や農林水産省、消費者庁などによって決められています。そして、国の機関だけでなく自治体や企業、生協などが調査や検査を重ね違反がないか監視を続けています。

国立医薬品食品衛生研究所で長く安全に関わる情報解析を行ってきた畝山智香子・同研究所客員研究員が自身の書籍の中で紹介している図を紹介しましょう（図版32）。

一般の人たちは、食品はまったく問題のないリスクゼロのものなのに、添加物や残留農薬に汚されているので、これらを除去すればよい、と考えています。しかし、科学者から見える食品はそれ自体が、さまざまなリスクの要因を抱え込み、管理が悪ければ真っ黒になるもの。それに比べて、**添加物や残留農薬は、安全性が多数の面から確認されて使われているので、むしろリスクは小さい、と考えるべきだ、**と畝山さんは指摘しています。

多くの人たちはほんとうのリスクに対応していない状態だ、と言うのです。

○「昔はよかった」は思い込み

昔はよかった、という思い込みも根強くあります。戦後しばらくは、食中毒により毎年数百人の人たちが亡くなっていました。その後、衛生状態はよくなり、現在の食中毒死亡者は年間に数人です。平均寿命も、1960年には男性が65・32歳、女性が70・19歳だったのが、2024年は男性81・09歳、女性87・14歳に。ところが、「昔は、身近でこんなにがんで亡くなる人はいなかった」とか「以前の食べ物はあんなによかったのに」などと語る人があとを絶ちません。

がん、すなわち悪性新生物（腫瘍）による死亡は、著しく増加しています。しかし、がんは遺伝子が傷ついて細胞の異常増殖が始まってから、長い時間をかけて腫瘍となり、発見される病気です。高齢化が進めばがん罹患者も増えて当たり前。人口の高齢化の影響をとり除いたがん死亡率をグラフにすると、男性では1980年以降は減少傾向となっており、女性はこの70

年間、大きな変化はありません。国立がん研究センターも「がん罹患率と死亡数の上昇は、人口の高齢化が主な要因で、ともに増加し続けている」と明言しています。

がんが増えたのは農薬や食品添加物のせい、と語られることもありますが、農薬や食品添加物はむしろ、リスク評価が厳しくなり改善していることが明らかです。

たとえば農薬は、使用を認められる前に試験データを国に提出して評価を受ける制度です。1971年にはデータ提出を求められていたのは10試験のみ。ところが、今は環境影響試験なども含む92試験のデータの提出を求められます。それらの結果を専門家が検討し、「適切に使えば安全性の問題は生じない」と判断されたものが使われ、正しく使われているかも国や自治体などが監視しています。

54

微生物が一番怖い
手洗いでリスクを大幅に減らせる

POINT

◎微生物による食中毒は非常に危険
◎身近な食品や調理法でも食中毒が発生することがある
◎もっとも効果的な予防策は、調理前や食事前の手洗い

○体に深刻な悪影響をおよぼす微生物

本書ではさまざまな食品とリスクにつながる要因を取り上げましたが、私はもっとも怖いのは微生物だ、と考えます。腸管出血性大腸菌やカンピロバクター、ノロウイルスは、食べて体の中に取り込むと、一部が腸管内に辿り着き増殖して、体に深刻な悪影響を及ぼします。ノロウイルスは冬に流行し、食中毒の中で毎年、もっとも多い患者数を記録します。微生物の中には、食品中で毒素を作り、その毒素が激しい症状を引き起こすタイプもいます。

ボツリヌス菌は、1歳未満の赤ちゃんにはちみつを食べさせてはいけない理由として説明しましたが（P.192参照）、成人にも深刻な影響を与えます。自家製の野菜や肉などの瓶詰め、魚の発酵食品、事業者の作った真空パックの加工品などで、亡くなったり意識不明の重体になったりするのです。ボツリヌス菌は土壌や川、海などに普通にいるので、原材料の洗浄が足りずボツリヌス菌が残っていたりすると、加熱した際にボツリヌス菌が芽胞を作って生き残ります。すぐに食べれば菌数は少なく健康影響にはつながりません。しかし、容器中で保存されると酸素の少ない条件下で増殖して毒素を作り出すことがあります。**「少々泥つきでも自然のものだから大丈夫」「無添加の自家製瓶詰めだから安全」などと言う人が時々いますが、とんでもない思い込みです。食品や菌の性質に応じた対策が必要です。**

○微生物の脅威は身近な料理の中にある

このほかにも、微生物の中には驚くような作用を引き起こす種類があります。たとえば、作った翌日に食べるカレーライスなどで食中毒を招いてしまうウェルシュ菌、チャーハンによる食中毒の原因となるセレウス菌、魚に付き水揚げ後の流通や加工工程で増殖し、アレルギーに似た症状を引き起こすヒスタミン産生菌などです。どれも身近で、多数の食中毒事故が起きています。

なのに、微生物が原因の食中毒はあまりにも軽視され過ぎです。厚生労働省の食中毒統計によると例年、全国で計1〜2万人の食中毒患者が発生し、その8割以上の原因が微生物である細菌とウイルスです。残る2割弱の食中毒患者の原因は、寄生虫やフグ毒、キノコ毒など。**残留農薬や食品添加物による食中毒はこの数十年、農薬が食品に混入された犯罪を除けば記録されていません。**

しかも、微生物による食中毒は表面化しづらく、患者は実際にはもっと多いと考えられています。

○かんたんで最高の予防策がある

では、どう対策を講じたらよいのか？　「飲食店での肉の生食」（P.224）で、カンピロバクターや腸管出血性大腸菌のこわさ、リスクの高さを説明しました。しっかり加熱も重要ですが、もう一つ、効果が著しく高い対策があります。なんだと思いますか？

調理前や食前のしっかり手洗いです。

なーんだ、と思わないでください。食品衛生の専門家も食品工場の工場長も、全員同意してくれるはず。人の手は一見きれいでも汚れています。人の手についた細菌やウイルスが食品に移って食中毒に、というケースはしばしばあります。

ウイルスを用いた実験で、手洗い前にウイルスを約１００万個付け、流水で15秒間洗うと手に残るウイルスは約１万個。ハンドソープで10秒または30秒もみ洗いし流水で15秒間すすぎ洗いしても、手には約１００個のウイルスが残っていました。ハンドソープで60秒もみ洗い流水15秒すすぎでも、約10個は残存。ハンドソープで10秒もみ洗いして流水15秒すすぎというのは2回繰り返すと、手に残ったウイルスは約数個にまで減ったそうです。

それぐらい、手には微生物が付きやすく取れにくいのが実態です。したがって、食品工場では通常、しっかり手を洗った後に手袋をします。素手では食品は扱いません。

家庭で、作ったものをすぐに食べるのであれば、そこまで気を遣う必要はありません。しかし、弁当は作ってから食べるまでに時間を要し、その間に細菌が増殖しやすくなっています。したがって、弁当やおにぎりを素手で作るのは避けたほうがよいでしょう。詰めた後、しっかり冷やして蓋をし、保冷剤を添えて運び、中での細菌増殖を抑え、食中毒を防ぎましょう。

55

「よい食品」「悪い食品」の二分法は×

食品は多成分かつ個人差や文化的要素が絡む

POINT

◎食品には栄養素以外の物質も含まれている
◎食品の影響は個人の健康状態によって異なる
◎他国の健康情報を日本人にそのまま適用できない

○二分法では扱えない

多くの人は、「よい食品と悪い食品を教えてください」と言います。インターネットのニュースや書籍のベストセラーも、そんな情報だらけです。

しかし、そんな簡単な二分法では食品は扱えません。なぜならば、食品は多数の化学物質が集まったものだからです。多くの人が知るたんぱく質や炭水化物、脂質、ビタミンやミネラル類のような栄養素だけでなく、味や香りにつながる物質、植物が作るさまざまな種類の二次代謝産物も含みます。それらの中には、ヒトの体によいポリフェノールもありますし、ヒトにとっての毒性物質もあります。植物は害虫や日照りなどストレスに対抗するために、こうした二次代謝産物を作ると考えられています。当然のことながら結果的にヒトの体によいものだけでなく、悪いものも作っています。

このほか、近年は加工調理でできる発がん物質も注目されています。じゃがいもの項（P.204）で説明した発がん物質「アクリルアミド」のほか、肉や魚を高温調理するとアミノ酸などから「ヘテロサイクリックアミン類」という発がん物質ができます。また、燻製品には多環芳香族炭化水素が含まれ、調味料や植物油にクロロプロパノール類やその関連物質があるなど、食品中に意図しない発がん物質が含まれていることが次第に明らかになってきました。多くは、家庭の台所でもできるものです。

また、かび毒の健康影響も最近は注目されています。作物の栽培時や保管時に付いて増殖するかびが作り出す毒素です。かびなんてたいしたことがないと思われがちですが、強い発がん性などの毒性を持つものもあります。作物が根を通じて土壌から吸ってしまうカドミウムや無機ヒ素なども、摂取する量によっては健康リスクにつながります。

栄養素のほか、こうしたさまざまな化学物質をひっくるめての「食品」です。それぞれ、リスクがどの程度の大きさかが検討され、事業者は低減策に取り組んでいますが、家庭での取り組みは遅れています。

また、ビタミン類やミネラル類も過剰に摂れば大きなリスクとなることだって、忘れてはいけません。**結局のところ、多数の化学物質、それに時には微生物も付いている食品はどれも、リスクゼロではないのです。**ましてや、よい食品、悪い食品と二分できるはずもありません。

第1章で、日本人の主食のコメですら、カドミウムや無機ヒ素を含みリスクがあることを説明したように、多くの食品で「ここはよい。でも、あの部分はリスクになる」という説明をしてきました。これでは、どうしたらよいかわからない、と感じた人もいたのでは。でも、それが食品の真実の姿なのです。

◯ココアが引き起こした悲劇

そうしたことを忘れたら、どうなるのか？　たとえば20年ほど前、ココアが大ブームとなったことがあります。ポリフェノールを含む健康飲料とテレビ番組で紹介され、スーパーマーケットの陳列棚からココアが消えるほど流行しました。しばらく経ってから知人の開業医に聞いた話なのですが、高齢者を中心に急激に血糖値が上昇した患者が何人も出てきたそうです。どうしたのか尋ねたところ、揃って「ココアを飲んでいました」という返事でした。ココアは、ポリフェノールを含むピュアココアだけを摂取することはできず、牛乳や砂糖を入れて飲みます。ココアを健康によいと信じて毎日飲んだことで、ポリフェノール以外の物質も大量に摂ってしまった、というわけです。

この話のポイントは、食品が多成分であることに加え、個々人によってもよし悪しが変わってくる、という点です。健康で運動量の多い人にとっては、毎朝のココア1杯が含む砂糖などの体への影響はそう大きくないはず。しかし、高齢者、そしてふだん血糖値が高めの人にとっては、一気に血糖値を上昇させる要因になってしまいます。**同じ食品でも人によって健康状態によって影響が異なる**。これも、食品の難しさ、です。

他国での「健康によい食品」情報をすぐに日本人の食生活に転化できないことも、第1章のオリーブオイルなどで説明しました。食品と食文化、食習慣は複雑系です。よい食品と悪い食品という二分法からはもうそろそろ、脱出しましょう。

56

エビデンスって、なに？

科学的な根拠のこと

POINT

◎科学的根拠はピラミッド型になっている
◎機能性表示食品の規制にかかわっている
◎動物試験だけで「効果あり」と結論づけるのは依然、不適切

○科学的根拠には高低がある

科学的根拠を英語で「エビデンス」と言います。医薬品や健康食品などの根拠を検討する試験は、根拠のレベルに応じてピラミッド型になっている、と言われてきました。

根拠として一番低いのが、試験管を用いて細胞に作用させるｉｎ ｖｉｔｒｏ試験。医薬品や機能性成分などの候補となる化学物質を細胞に投与して影響を見る試験です。細胞に入ってゆくメカニズムは、動物やヒトが食べるのとはまったく異なりますが、「効果があるか」「毒性は

どうか」「遺伝子を傷害する性質はないか」などをおおまかに把握することができます。

その次が、動物を用いたｉｎ ｖｉｖｏ試験です。動物とヒトでは、代謝の仕組みが異なる場合もありますが、参考にはなります。これらの段階で「もしかしたら効果があるかも」「問題なさそう」となれば、ヒトとその化学物質の関係をみる「観察研究」や一定量を投与する「介入研究」が行われて、検討されます。


科学研究は、仮説を立てて検証するもの。初期は不確実性が高かったのが、研究の集積により仮説の確実性が増してきます。最終的に、複数のヒト研究、それも質の高い研究を集めて検討する「システマティックレビュー」や、複数の試験をひとまとめにして解析する「メタ解析（アナリシス）」を行って、そこで効果や安全性に関して結果が一致すれば、「エビデンスレベルが高い」と判断されます。

一方で、新しい研究によって、仮説が一気にゆらぐこともあり、厳しい検証が続くのです。

機能性表示食品の場合には、トップのシステマティックレビューやメタアナリシス、その下の介入研究の結果で「機能性あり」とならなければ、表示してはいけないことになっています。

図版 33　エビデンスのピラミッド

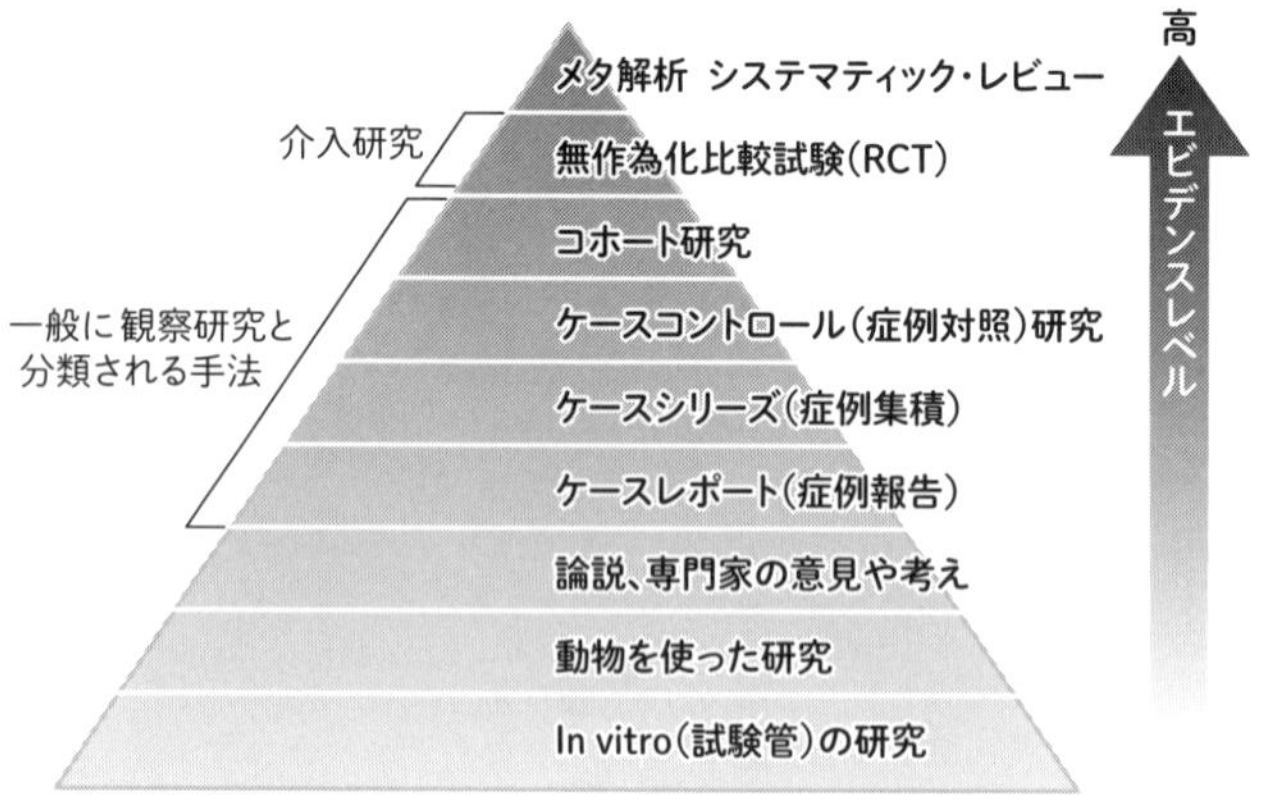

出典：北海道情報大学「食と研究」Vol.3

○エビデンスをめぐる現状

最近はより細分化し、各々の研究の中身までしっかり見て判断するのが普通になってきました。実際に、機能性表示食品の根拠となっているシステマティックレビューや介入研究は多数の問題があり、京都大学の研究チームが学術論文で制度批判をするなどしています。

また、統計学が進み、コホート研究と呼ばれる集団をグループ分けして解析して因果関係を推定する方法も発展してきており、「エビデンスピラミッドの考え方は古い」と批判する人たちもいます。ただし、細胞試験や動物試験の結果だけで「効果がある」などと判断してはいけないのは、昔も今も変わりません。

新聞やテレビなどが、たった一つの研究結果をもとに大発見と報じることがありますが、業績としてアピールしたくて記者会見を開いた科学者に乗せられているだけ、ということが往々にしてあります。別の科学者が追試をして結果を否定してもニュースとしては取り上げられません。そんな科学者の思惑も考えながら、エビデンスは見てゆく必要があります。

57

陰謀論の見分け方

出典を調べよう

POINT

◎陰謀論とは、影響力のある組織が密かに出来事を操作していると信じること
◎除草剤や法改正に関する誤った情報がＳＮＳで拡散されている
◎出典不明の情報は保留し、他者に伝えないようにすべき

○食情報でも猛威を振るう陰謀論

陰謀論というのは、オックスフォード英英辞典によれば、「影響力のある、あるいは支配的な組織やグループが、注目すべき出来事や現象を密かに引き起こしていると信じること」だそうです。「9．11テロの発生には米連邦政府が関与している」とか、「新型コロナウイルス感染症は、ディープステート（闇の政府）によって操られている」など、荒唐無稽な話を信じ込む人がいます。

食情報においても、陰謀論が猛威を振るっています。たとえば、ある除草剤について「ベトナム戦争で使われた枯葉剤と同じものだ」とする、科学的にはまったく事実ではないことが広く語られています。また、「多国籍企業の圧力を受け、種子法や種苗法が改正された」「気付かぬうちに、昆虫を食べさせられている」などの説も、SNSを介して広がりました。

不安の多い時代です。よくわからないまま宙ぶらりんになっているよりも、「強大な組織があって密かに動いているのだ」と理屈をつけられたほうが、気分が落ち着く、という人も多いでしょう。

でも、間違った情報で腑に落ちてしまうのは、次の間違った判断につながりがちです。**食情報の複雑さや、食品がもともと持つ自然由来の化学物質や微生物などにはまだわからないことが多数ある**、というのが現実であることを知っておいてほしいのです。

○必ず出典を確認する

陰謀論に取り込まれないためには、その情報がどこから出ているのか、という出典を確認してください。陰謀論はたいてい、出所、だれがそう判断したのかがわかりません。食情報については、学術論文や国の報告書であれば一定程度は信頼度がある、と考えられます。ただし、学術論文は「エビデンスって、なに?」(P.262)で説明したように質はさまざまです。常に検証され、新しい研究成果によって補強されたり覆されたりします。情報更新も忘れないようにしてください。

また、国の出す情報も信頼度が高い、と私は考えます。よく「国なんて信用できるか！」と言われます。が、**食情報に関しては、日本政府が単独でうそをつくのは不可能です。**なぜならば、食情報は国際的に共通の内容がほとんどだからです。各国とも手厚くリスクや栄養に関する情報、国としての判断などを発信しています。どの国も他国の情報と突き合わせながら検討していることから、日本政府が独自に何かを隠して、あるいは誤魔化して決める、というのは実際には無理なのです。

○福島県産食品もしっかりデータを公表している

２０１１年、東日本大震災が起き福島原子力発電所事故により放射性物質が流出し、農産物や水産物の汚染が懸念されました。国や福島県などの自治体はすさまじい数の検査を行っており、今も毎年度、10万件近い検査を続けています。これらのデータはすべて公表されています。ほとんどの食品はまったく問題なく、野生のイノシシやキノコ、魚などが時折、基準値を超過しますが、これらは多くが、出荷制限区域等で調査のために測定されているもの。**日本産の食品はまったく問題がないと言ってよいでしょう。**データが公表され説明が尽くされているからこそ、私たち日本国民も気にせず食べられ、諸外国も理解し輸入を認めています。

時には国が、他国の判断と異なる指標値を決めたりすることもありますが、それは日本の食文化や食品をどのように扱っているかなど、複雑な現実に照らし合わせて判断しているから。科学的な根拠のある学術論文などの出典、議論の内容も公表され、他国にも説明されています。

こうしたことから、食情報に関してはまずは国や自治体等の情報を確認し、そのうえで企業や市民団体、書籍等の情報も入手して考えるというのがよいのではないか、と私は思います。企業や市民団体、評論家にも、「この情報は、何が出典ですか？」と問いかけるのは忘れないように。出典不明の場合にはとりあえず判断を保留し、他人には伝えないでください。

○その情報によりだれが得をするのか？

情報について考えるとき、その情報によりだれが得をするのか、を検討するのも有益です。健康食品の事例がわかりやすいでしょう。第1章や第2章で説明したとおり、効果がある、というよい内容もありますし、リスクがあるとか不明瞭な部分が多いなど問題点もあります。しかし、事業者のセールストークには、後者は出てきません。いくら科学的な根拠があるとしても、かれらには都合が悪いからです。セールストークであろうとウソを言ってはいけないので、彼らは不都合な真実には触れず、顧客の目がそちらに向かわないように気をつけています。

だからこそ、「**これは、健康食品業者が儲けるために流している情報なのだから、誇張があるかもしれない。隠された内容があるかもしれない。気をつけて吟味しよう**」と思って対峙してほしいのです。

無農薬や無添加を安全と主張する情報も、「だれが得をするのか」という視点があるとカラクリが見えてきます。自分の作る作物がどんなにおいしいかを伝える前に、農薬がどれほど悪いものかを語り始める有機農家が多いのですが、これは、他者を貶めることで自分たちの製品に価値を付加しようとしているのではないでしょうか。添加物を批判する書籍を出版しベストセラーとなった人は、天然塩を製造する企業に勤めていました。

情報を頭から信じ込むのではなく、いろいろな角度から眺めてみる。情報発信者や伝達者の思惑によって編集され都合の悪い情報が隠されていないかを考える。こんな作業も必要であるように思います。

58

最高の「食の健康法」とは
バランスよく適量を食べる、というつまらない結論

POINT

◎偏食や過食は多くの健康問題を引き起こす
◎極端な食事法は話題となるが、長期的な健康増進には問題がある
◎さまざまな産地の食品をバランスよく摂ることが重要

○栄養についての知識を逐一追わなくてもよい

食品のさまざまな問題の中で微生物が一番怖い、と書きました。ただ、健康について好影響を持続し悪影響をなるべく小さくする、という観点から食について考えたときに、実はもっとも関係するのは栄養。偏食や過食、栄養不良が、肥満や血圧上昇、血糖値上昇などにつながり、高血圧や糖尿病、脂質異常、がんなどさまざまな病気のリスクの上昇を招くことは、世界中で行われている研究によって明らかです。**国内では、食中毒で10人亡くなれば大事件ですが、生**

活習慣病により年間何万人が亡くなっているかを考えれば、栄養がいかに重要かがわかります。

栄養素についての学術研究をひとつひとつ追うのはたいへんですが、厚生労働省がまとめた「日本人の食事摂取基準」は、専門家が学術論文や各国の基準情報などを多数収集して、それぞれの栄養素について一定の目安を示しています。

生活習慣病との関連も考察され判断が示されています。栄養素ひとつひとつの効果の確認や不足、過剰摂取のリスクについての検討の厚みに比べれば、機能性表示食品など健康食品の成分の効果とリスク研究はほんのわずかしかありません。

たとえば食事摂取基準では、炭水化物の目標量は成人では、全エネルギーの50～65％となっています。炭水化物を食事から抜く「カーボンフリー」なる食生活も流行していますが、特定の医師が自身の経験や患者への栄養指導などを基に語る説よりも、日本の選りすぐりの専門家が判断した食事摂取基準の方を信用すべきでしょう。

○カーボンフリーがもてはやされる理由

ところが、週刊誌などではカーボンフリーの食生活がもてはやされます。これは、目新しい話、変わった話のほうが人目を引く、という現象により、メディアの報道にバイアスがかかっているためです。メディアは情報を売るのが仕事ですから、売れる情報を偏重せざるを得ません。

炭水化物を抜くと、その代わりに何かを食べたくなります。たんぱく質をあまりにも増やすと、腎臓に負担が大きくなる、とされています。脂質を増やすと、脂質はエネルギーが多いのですから、確実に太ります。特定の食品を抜いたり増やしたり、という食生活はやっぱり、食事の満足感から言っても長続きしにくいのです。

食品から被るリスクの分散、という観点からも「バランスよく適量を食べる」というのは重要です。多数の産地で作られた多品目の食品を適量食べることが、食生活トータルのリスクを小さくすることにつながります。

◯地産地消は手放しでよいことではない

えっ、地産地消が安全だ、と言っていなかったっけ？　そう驚いた人もいるでしょう。一時期、農林水産省や自治体などが盛んに地産地消の重要性を強調していました。たしかに、食料の安定的な供給と消費の循環作り、という面では地産地消は重要です。しかし、食品に詳しいリスクの研究者はだれも賛同していなかったように思います。たとえば、重金属汚染には地域差があります。鉱山が多く採掘が盛んだった地域は重金属が表層に出てきています。河川水などにも混ざりやすかったりするので、食品における汚染度も高めです。**地元産の食品を多く食べている人は特定の汚染物質の摂取量が非常に多くなる、というようなことが起こりうるのです。**

かび毒の汚染も気候風土に大きく左右されるので、同様のことが起こりがちです。日本は高温多湿の国でかびの被害を受けやすく、少々古いデータですが2001年の調査結果では、国産小麦のかび毒デオキシニバレノール汚染は輸入小麦よりも高めでした。2023年には国産小麦で著しい高濃度汚染が見つかり約700トンが流通ストップとなりました。国産だから安全、というようなことは科学的には言えません。

国産だからよし、とするのでなく、逆に産地をばらけさせて買わなければ、と厳しく考えるのでもなく、さまざまな産地の多様な食品を楽しんで食べよう、と思うのはどうでしょうか。たとえば、トマトの産地は、時期によって九州から北海道まであります。野菜や果物は産地がリレーして提供されてゆくもの。細かいことをあまり気にせずスーパーマーケットや個人店などで買い物をしていると、自然に産地は変わってゆきます。米も、決まった銘柄を食べるのもよいですが、最近は各地の農業試験場がそれぞれ、地球温暖化に対応した品種や食味が異なる品種などを開発しており、違いに驚きます。

○いいものばかり食べれば健康になるわけではない

体によい、とされる食品の「ばっかり食べ」も食事摂取基準から大きく逸れ、お勧めできません。バランスのよい食事の具体的な品目については、厚労省などが策定した「食事バランスガイド」が参考になるでしょう。

結局のところ、なんの変哲もない、つまらない「**いろいろな産地の多品目の食品をバランスよく適量食べる**」が究極の結論。そして、日本はそれが普通にかなえられる幸せな国なのです。

おわりに

先日、ＮＨＫラジオのファクトチェック番組で食情報について解説したときに、最後にあえて述べたのは、情報疲れへの対処法でした。日本は世界の中で、食品の安全性が高度に守られている国の一つです。多くの人が飢えている、というわけではなく、長寿社会でもあります。「情報疲れのときは、なにも気にせず、いろいろな産地の食品や加工食品をバランスよく適量食べる、に戻ってください。それで大丈夫です」。私はそう話しました。

恵まれた環境にあるからこそ、科学技術を駆使した食料の安定供給の重要性がわからなくなったり、なにが効くか、というプラスの話を過剰に追い求めたり、ライバルを貶めたり。さまざまな思惑が絡まり合って、食情報は混沌とした様相を呈している。そう思えてなりません。

食品に関する科学的な情報を理解してもらおうと今、国や自治体、専門家などは必死に、説明を続けています。食品における情報公開は、日本だけの取り組みではありません。国際的に「リスクアナリシス」という仕組みが動いています。リスクアナリシスには３つの要素があります。食品安全上の問題を探知し、一つ一つの危害の要因について科学的に人の体への影響の大きさを検討する「リスク評価」、それを受けて社会や経済への影響、費用対効果なども検討して行う「リスク管理」、それらの作業において専門家や行政官、企業や消費者などが情報交換し理解を深め意見を出し合う「リスクコミュニケーション」です。

リスクアナリシスの仕組みに基づき、どの国でも科学的根拠が尊重され、情報公開が原則となりました。国や研究機関等によって科学的に妥当な情報は大量に出されています。リスク情報だけでなく、栄養や食品成分の機能性に関する情報も、ていねいに提供されるようになりました。学術論文もインターネット上でデータベース化され、多くの論文が無料で公開され、だれもが読めるようになっています。

すばらしいことです。しかし、科学的であるが故に、そして、情報が大量にあるが故に、一般の人たちにとってはより複雑になり、わかりづらくなった面があります。科学の情報は英語で記述されていることも多く、日本人にとってハードルが高くなっている面もあります。せっかくの情報が、うまく利用されていません。

ああ、どうしたらよいの？　疲れたな。そう感じて当たり前です。そんなときは、一旦情報から離れてください。誤情報や陰謀論を信じて偏向した食生活を送るよりもうんとリスク分散になり、健康的です。そして、また再び、食品に興味を持ってほしい。

作っている人、流通させている人、安全を守っている人……。国内で、海外で、多くの人たちが私たちの食を支えています。彼ら、彼女らに感謝しながら、食のリテラシーを培ってゆきましょう。そんな皆さんの傍に、この本を置いていただけたらよいなあ、と願っています。

食品分野のさまざまな領域の話題を詰め込んだ本書執筆にあたって、多くの人に助けていただきました。ありがとうございました。とくに、原稿にご助言いただいた高岸克行さん、田中誠さん、松井美樹さんに感謝申し上げます。また、大和書房の編集者、出口翔さんの消費者、生活者としての視点が、何度も気付きを与えてくれました。ありがとうございました。

2024年11月　松永　和紀

参考文献

内閣府食品安全委員会ウェブサイト https://www.fsc.go.jp/
農林水産省ウェブサイト https://www.maff.go.jp/
厚生労働省ウェブサイト https://www.mhlw.go.jp/
消費者庁ウェブサイト https://www.caa.go.jp
厚生労働省・日本人の食事摂取基準2025年版
文部科学省・日本食品標準成分表（八訂）
厚生労働省・国民健康・栄養調査
国立研究開発法人医療基盤・健康・栄養研究所「健康食品」の安全性・有効性情報https://hfnet.nibiohn.go.jp/
米食品医薬品局（FDA）ウェブサイト https://www.fda.gov/food/
米国立補完統合衛生センター（NICCH）https://www.nccih.nih.gov/
欧州食品安全機関（EFSA) ウェブサイト https://www.efsa.europa.eu/en
ドイツ連邦リスク評価研究所（BfR）ウェブサイト https://www.bfr.bund.de/en/home.html
藤井建夫. 発酵と腐敗を分けるもの―くさや，塩辛，ふなずしについて―. 日本醸造協会誌 2011; 106（4）
Loftfield E, et al. Multivitamin Use and Mortality Risk in 3 Prospective US Cohorts. JAMA Netw Open. 2024 Jun 3;7（6）: e2418729.
Alpha-Tocopherol, Beta Carotene Cancer Prevention Study Group. The effect of vitamin E and beta carotene on the incidence of lung cancer and other cancers in male smokers. N Engl J Med. 1994 Apr 14;330(15):1029-35.
Kokubo T, et al. A randomized, double-masked, placebo-controlled crossover trial on the effects of L-ornithine on salivary cortisol and feelings of fatigue of flushers the morning after alcohol consumption. Biopsychosoc Med. 2013 Feb 18;7（1）:6.
Chen L, et al. Risk assessment for pyrrolizidine alkaloids detected in (herbal) teas and plant food supplements. Regul Toxicol Pharmacol. 2017 Jun;86:292-302.
updated-risk-assessment-on-levels-of-1-2-unsaturated pyrrolizidine alkaloids (Pas) in foods

Harvard T.H.Chan school of Public Health: The Nutrition Source, Nuts for the Heart
https://nutritionsource.hsph.harvard.edu/nuts-for-the-heart/
クリーブランドクリニックウェブサイト https://health.clevelandclinic.org/
日本うま味調味料協会ウェブサイト https://www.umamikyo.gr.jp
Nakamura H, et al. Reducing salt intake with umami: A secondary analysis of data in the UK National Diet and Nutrition Survey. Food Sci Nutr. 2022 Nov 12;11（2）:872-882.
雪印メグミルク・知ってる？　いまどきマーガリン https://www.neosoft-brand.com/rnproducts/
大阪府立環境農林水産総合研究所・昆虫ビジネス研究開発プラットフォーム https://www.knsk-osaka.jp/ibpf/
Asakura K, et al. Estimation of sodium and potassium intakes assessed by two 24 h urine collections in healthy Japanese adults: a nationwide study. Br J Nutr. 2014 Oct 14;112（7）:1195-205.
ユタ州立大学・Smoothies—Helpful or Harmful?
https://extension.usu.edu/nutrition/research/smoothies-helpful-or-harmful
メイヨークリニック・Vegetarian diet: How to get the best nutrition
https://www.mayoclinic.org/healthy-lifestyle/nutrition-and-healthy-eating/in-depth/vegetarian-diet/art-20046446
精糖工業会 https://seitokogyokai.com
フランス食品環境労働衛生安全庁・Adverse effects associated with the consumption of food supplements containing turmeric
https://www.anses.fr/en/content/adverse-effects-associated-consumption-food-supplements-containing-turmeric
Song Q, et al. The Safety and Antiaging Effects of Nicotinamide Mononucleotide in Human Clinical Trials: an Update. Adv Nutr. 2023 Nov;14（6）:1416-1435.
朝日新聞デジタル・人気NMNサプリを検査、一部で成分検出できず「本店」を訪ねると（2023年11月6日）https://digital.asahi.com/articles/ASRBR7DS1RBMULFA02Q.html
コクランレビュー・変形性関節症に対するコンドロイチン
https://www.cochrane.org/ja/CD005614/MUSKEL_bian-xing-xing-guan-jie-zheng-nidui-surukondoroitin

マクドナルド・栄養成分表示
https://www.mcdonalds.co.jp/quality/allergy_Nutrition/nutrient/
野井真吾ら，10〜18歳の子どもにおけるエナジードリンクの摂取実態と摂取者の身体症状・生活状況の特徴．学校保健研究2020; 62:166-177
米疾病予防管理センター（CDC）・Effects of Mixing Alcohol and Caffeine
https://www.cdc.gov/alcohol/about-alcohol-use/alcohol-caffeine.html
Ishitsuka K, et al. Dietary supplement use in elementary school children: a Japanese web-based survey. Environ Health Prev Med. 2021 Jun 5;26 (1) :63.
日本小児内分泌学会・「身長を伸ばす効果がある」と宣伝されているサプリメント等に関する学会の見解（2013年3月29日公表）
http://jspe.umin.jp/medical/kenkai.html
Mori N, et al ; JPHC Study Group. Cruciferous vegetable intake and mortality in middle-aged adults: A prospective cohort study. Clin Nutr. 2019 Apr;38（2）:631-643.
Mori N, et al. Validity of dietary isothiocyanate intake estimates from a food frequency questionnaire using 24h urinary isothiocyanate excretion as an objective biomarker: the JPHC-NEXT protocol area. Eur J Clin Nutr. 2022 Mar;76（3）:462-468.
Saito E, et al; JPHC Study Group. Association of green tea consumption with mortality due to all causes and major causes of death in a Japanese population: the Japan Public Health Center-based Prospective Study (JPHC Study）. Ann Epidemiol. 2015 Jul;25（7）:512-518.e3.
Scientific opinion on the safety of green tea catechins. EFSA Journal 18 April 2018
農研機構・べにふうき緑茶の研究情報
https://www.naro.go.jp/laboratory/nfri/contens/benifuuki/index.html
田村豊．食卵によるサルモネラ食中毒の現状と対策．日本食品科学工学会誌．2013 Vol. 60, No. 7, 375~379
日本養鶏協会・鶏卵の日付等表示マニュアル改訂版
第日本水産会・魚食普及推進センター https://osakana.suisankai.or.jp
登田美桜．ジャガイモによる健康リスク．日本調理科学会誌．2017. Vol.50,No.4.164~166
大阪国際がんセンター・グレープフルーツ以外にも注意したい食材
https://oici.jp/hospital/patient/fdin/medicine_06/

国立保健医療科学院・防カビ剤OPP
https://www.niph.go.jp/h-crisis/archives/83604/
塩事業センター・塩百科 https://www.shiojigyo.com/siohyakka/
食用塩公正取引協議会 https://www.salt-fair.jp
日本即席食品工業協会・インスタントラーメン図鑑
https://www.instantramen.or.jp/picturebook/
国民生活センター・即席カップめんの容器に穴が… 発泡ポリスチレン製容器にMCTオイルやえごま油等を加えないで！
https://www.kokusen.go.jp/mimamori/mj_mailmag/mj-shinsen469.html
日清食品ウェブサイト https://www.nissin.com/jp/
国連食糧農業機関（FAO）・Ultra-processed foods, diet quality and health using the NOVA classification system
https://openknowledge.fao.org/server/api/core/bitstreams/5277b379-0acb-4d97-a6a3-602774104629/content
米農務省・Scientists Build a Healthy Dietary Pattern Using Ultra-Processed Foods
https://www.ars.usda.gov/news-events/news/research-news/2023/scientists-build-a-healthy-dietary-pattern-using-ultra-processed-foods/
佐々木敏.「超加工食品」とはなにか？. 栄養と料理.2024. 4月号
Shinozaki N, et al. Highly Processed Food Consumption and Its Association with Anthropometric, Sociodemographic, and Behavioral Characteristics in a Nationwide Sample of 2742 Japanese Adults: An Analysis Based on 8-Day Weighed Dietary Records. Nutrients. 2023 Mar 6;15(5):1295.
「健康食品」のことがよくわかる本（畝山智香子著、日本評論社）
がん研究振興財団「がんの統計2024」

松永和紀　まつなが・わき

科学ジャーナリスト。京都大学大学院農学研究科修士課程修了。毎日新聞社の記者を経て独立。食品の安全性や環境影響等を主な専門領域として、執筆や講演活動などを続けている。主な著書は『ゲノム編集食品が変える食の未来』(ウェッジ)、『メディア・バイアス　あやしい健康情報とニセ科学』(光文社新書、科学ジャーナリスト賞受賞)など。2021年7月より内閣府食品安全委員会委員(非常勤、リスクコミュニケーション担当)。本書の内容は所属する組織の見解ではなく、個人の活動に基づきます。

食品《しょくひん》の「これ、買《か》うべき?」がわかる本《ほん》

2024年12月25日　第1刷発行

著　者　松永和紀《まつながわき》
発行者　佐藤靖
発行所　大和《だいわ》書房
東京都文京区関口1-33-4
電話 03-3203-4511

ブックデザイン イラスト　福田和雄(FUKUDA DESIGN)
校　正　亀井千宙
編　集　出口翔

本文印刷　厚徳社
カバー印刷　歩プロセス
製本　小泉製本

ISBN978-4-479-78616-0